传统医学宝库丛书

舒筋利节——针刀疗法临床图解

总主编　孟竞璧
主　编　刘乃刚

中医古籍出版社
Publishing House of Ancient Chinese Medical Books

图书在版编目（CIP）数据

舒筋利节：针刀疗法临床图解／刘乃刚主编．—北京：中医古籍出版社，2019.9
（传统医学宝库丛书／孟竞璧主编）
ISBN 978－7－5152－1813－7

Ⅰ.①舒… Ⅱ.①刘… Ⅲ.①针刀疗法－图解 Ⅳ.①R245.31－64

中国版本图书馆 CIP 数据核字（2019）第 106356 号

传统医学宝库丛书

舒筋利节——针刀疗法临床图解

总主编　孟竞璧
主　编　刘乃刚

责任编辑	郑　蓉　张　宇
封面设计	韩博玥
出版发行	中医古籍出版社
社　　址	北京东直门内南小街16号（100700）
电　　话	010－64089446（总编室）　010－64002949（发行部）
网　　址	www.zhongyiguji.com.cn
印　　刷	北京博图彩色印刷有限公司
开　　本	710mm×1000mm　1/16
印　　张	15
字　　数	180千字
版　　次	2019年9月第1版　2019年9月第1次印刷
书　　号	ISBN 978－7－5152－1813－7
定　　价	68.00元

《传统医学宝库丛书》编委会

总主编 孟竞璧

副主编 喻晓春　朱元根

编　委　（按姓氏笔画排序）

于　栋　王莹莹　刘乃刚　李彩芬
尚晓云　赵　宏　钟梅泉　高俊虹
霍　金

《舒筋利节——针刀疗法临床图解》编委会

主　编　刘乃刚

副主编　胡　波　张慧方　董亚威

编　委　（按姓氏笔画排序）

王　旭　车　睿　史榕荇　刘　畅

刘海燕　李　辉　李贵渝　张　昶

张永旺　陈　剑　陈秀健　胡向林

段莲花　容英潮　梁楚西

作者简介

刘乃刚，医学博士，中日友好医院针灸科副主任医师，毕业于北京中医药大学针灸推拿学专业针刀方向，是针刀方向的早期博士研究生之一。

主要从事针刀治疗经筋疾病（慢性软组织损伤与疼痛）的临床与科研工作。先后以第一、第二作者在核心期刊发表学术论文20余篇，其中SCI收录2篇，一篇获中国科协第八届博士生年会优秀论文，并连续两届获得中华中医药学会全国优秀博士生论文评选优秀论文。主编专业及科普著作70余部，其中《针灸穴位图解》及其英文版"Anatomical Illustration of Acupuncture Points"获中华中医药学会学术著作奖一等奖、中国版协优秀输出版图书，《最新国际标准针灸穴位挂图》获中华中医药学会学术著作奖二等奖、北京中医药大学图书奖二等奖、中国石油与化学工业学会优秀图书奖二等奖。原卫生部医学视听教材《透穴针法》主编，全国中医药行业高等教育"十二五"《针刀医学护理学》和"十三五"《针刀刀法手法学》规划教材编委。曾参加国家重点基础研究发展计划（"973"计划）项目"针刀松解法的基础研究"的研究工作，并完成课题材料的总结。参加国家自然科学基金课题及博士点课题5项。

兼任北京中医药学会针刀专业委员会副秘书长，中国中医药信息学会疼痛分会副秘书长，中国中医药信息学会青年医师分会针灸针刀学组组长，中国临床决策辅助系统专家委员会委员，中华中医药学会针刀医学分会委员，中华中医药学会国际中医微创联盟常务理事，中国中医药研究促进会针刀医学专业委员会常务委员。《针刺研究》《北京中医药》杂志审稿专家。

针刀疗法是在朱汉章教授发明的小针刀技术的基础上发展起来的一种新的治疗手段，自发明至今已有 30 余年的历史，经过众多中医、西医和中西医结合专家的研究探索，其治疗的病种由一开始的慢性软组织损伤性疾病和骨质增生性疾病逐渐扩大到内、外、妇、儿、五官等各科疾病，可治疗的病症多达 145 种，且已经形成了较为完善的理论和临床治疗体系。

  针刀疗法以针刀为工具，运用其特有的理论和诊疗技术，对临床众多疾病，特别是对慢性软组织损伤性疾病和骨质增生性疾病，有非常好的临床疗效，有时可立起沉疴，解决困扰患者多年的顽固病症。本书基于针刀临床，着眼于针刀临床最为常见的慢性软组织损伤性疾病和骨质增生性疾病进行阐述。针刀疗法提出慢性软组织损伤性疾病的根本病因是动态平衡失调，其治疗主要是通过针刀的各种操作方法，松解软组织的粘连、解除痉挛或挛缩、消除瘢痕、疏通堵塞，恢复软组织的正常功能状态，达到治疗目的。从中医理论来讲，慢性软组织属经筋范畴，故针刀的治疗作用可以概括为"舒筋"。对于骨质增生性疾病，针刀疗法认为其根本原因是力平衡失调，而骨关节周围软组织的粘连、瘢痕、挛缩等造成的软组织动态平衡失调在骨关节力平衡失调中起着重要作用。采用针刀可针对骨关节周围病变软组织进行有针对性的治疗，有效地恢复骨关节的力学平衡，通过矫正"伤筋"而达到"利节"的目的。所以，用"舒筋利节"可概括针刀治疗慢性软组织损伤性疾病和骨质增生性疾病的治疗作用，这也是本书书名的来源。

本书最大的一个特点就是注重针刀临床的安全操作。针刀疗法作为一种闭合性软组织微创松解术，其操作在盲视下进行，若是对局部精细解剖及立体解剖没有充分的把握，必然存在不安全因素，甚至造成医源性损伤。本书针对具体病症的局部解剖以及各个操作点的立体解剖有较详尽的描述，同时配以精美准确的解剖图，可以使读者对每个操作点的组织结构都能做到"胸有成竹"，并且以透视图的形式在真人照片上显示每个操作点的深层解剖，这样就可以最大限度地向读者提供针刀操作所必须掌握的解剖知识，保证针刀操作的安全，便于针刀疗法的学习和普及应用。

衷心希望本书的出版能对针刀疗法的普及推广起到积极的作用。

限于作者的能力和知识结构，本书难免有疏漏之处，还请各位同仁能批评指正，以便再版时修订。

刘乃刚

2018年春节于北京

第一章	针刀疗法概论	1
第一节	针刀疗法的起源与发展	2
第二节	针刀闭合性手术理论	7
第三节	慢性软组织损伤的病因病理学理论	10
第四节	骨质增生的病因病理学理论	23
第五节	经筋理论对针刀疗法的指导作用	26

第二章	针刀临床安全操作	36
第一节	针刀器械	36
第二节	针刀疗法的无菌操作	39
第三节	针刀疗法的基本操作	42
第四节	针刀治疗中的体位选择	48
第五节	针刀治疗中异常情况的处理	51

第三章	针刀临床病症治疗	54
第一节	颈椎病	54
第二节	颈源性头痛	70
第三节	颈源性眩晕	77
第四节	肩胛提肌损伤	84
第五节	肩胛上神经卡压综合征	88
第六节	冈上肌损伤	95
第七节	冈下肌损伤	99
第八节	菱形肌损伤	103

第九节	肩关节周围炎	108
第十节	四边孔综合征	116
第十一节	肱骨外上髁炎	120
第十二节	肱骨内上髁炎	125
第十三节	肱桡关节炎	128
第十四节	肘管综合征	132
第十五节	腕管综合征	136
第十六节	屈指肌腱狭窄性腱鞘炎	141
第十七节	桡骨茎突部狭窄性腱鞘炎	145
第十八节	腱鞘囊肿	148
第十九节	第1腕掌关节炎	151
第二十节	腰椎间盘突出症	155
第二十一节	第3腰椎横突综合征	166
第二十二节	髂腰韧带损伤	171
第二十三节	臀上皮神经卡压综合征	176
第二十四节	梨状肌损伤	180
第二十五节	臀中肌损伤	184
第二十六节	坐骨结节滑囊炎	188
第二十七节	膝骨关节炎	193
第二十八节	髌下脂肪垫损伤	207
第二十九节	股外侧皮神经卡压综合征	211
第三十节	踝管综合征	214
第三十一节	慢性跟腱炎	218
第三十二节	跟痛症	221

参考文献 ………… 226

第一章　针刀疗法概论

针刀疗法是在朱汉章教授1976年发明的小针刀技术的基础上发展起来的一门医学交叉学科。经过以朱汉章教授为首的专家队伍30余年的研究与探索，针刀疗法取得了长足的发展和进步，尤其是在临床方面，针刀治疗的病症不仅包括了传统的慢性软组织损伤疾病和骨关节疾病，而且也包括了内、外、妇、儿、五官等各科疾病。据针刀期刊文献统计结果显示，针刀治疗的病症已涉及145种。

何谓针刀？何谓针刀疗法或针刀医学？朱汉章教授给出的定义是：以针的理念刺入人体，在人体内又能发挥刀的治疗作用的医疗器械称为针刀。针刀是针灸针和手术刀融合的产物，其形状与针灸针类似，但略粗，前端针尖部位为与针体垂直的针刃，扁葫芦形的针柄（寓意"悬壶济世"）与前端的针刃在同一平面。针刀疗法是在精细解剖、立体解剖、动态解剖等知识的指导下，应用针刀来治疗多种疾病的方法。经过众多中医、西医和中西医结合专家的研究探索，针刀疗法逐渐形成了一整套的理论和诊疗体系，发展成一门医学新学科，专家建议称之为针刀医学。针刀医学是在中医理论的指导下，吸收西医学及自然科学成果，再加以创新而形成的医学新学科。

第一节　针刀疗法的起源与发展

针刀疗法的诞生源于一个看似偶然的事件。正如朱教授在中国协和医科大学为学生作演讲时所说："针刀首先是一个灵感，接着是一个技术，后来发展成一套理论，进而成为一个理论体系。"

1976年的春天，一个老木匠在干活时，不慎被斧头砸伤了手。到省城大医院拍片，虽未伤及骨头，但手肿胀严重，后经治疗，红肿消退，可手再无法屈伸活动。百般求医未果的情况下，老木匠找到了朱汉章教授，朱教授握着老木匠的手，经过一番思忖，他进行了一次具有里程碑意义的尝试，朱教授拿来一根9号注射针头，将前缘敲扁，然后刺入老木匠受伤的手掌中，并用针头向左右两边剥弄。半分钟后，他拔出了针，将患者的手掌拉直，又合上，老木匠的手又能活动了。3天后，老木匠竟然又自如地操起了斧头。这个病例使朱教授深受启发，结合他的临床和理论积累，他意识到这种针状的微型松解工具对一些骨伤科疾病可以替代西医的"大松解术"。于是，他设计了一张图纸，将针灸针加粗，前端制成针刃状，后端安上扁平的柄，以便掌握针刀运行的位置和方向，朱教授将这个融合中医针灸针与西医手术刀为一体的新型治疗工具称之为"小针刀"。从此小针刀诞生了，同时也开启了朱教授对针刀疗法的艰辛探索历程。1978年，小针刀疗法这一种全新的治疗方法被江苏省卫生厅列入了重点科研课题。1980年，江苏省卫生厅组织江苏省人民医院、江苏省中医院、南京中医学院第二附属医院和南京铁道医学院附属医院等几家大医院对小针刀疗法进行了严格的临床实证检验，1984年，针刀疗法通过了专家鉴定，标志着"针刀疗法"的正式诞生。

1986年，经江苏省政府批准，针刀疗法向全国推广。1992年，朱汉章教授所著《小针刀疗法》由中国中医药出版社出版（图1-1为《小针刀疗法》封面），本书为针刀疗法的开山之作，为针刀疗法的传播起到了重要作用。1992年，经中国科协、中华中医药学会批准，中华中医药学会针刀医学分会成立，标志着针刀全国性学术组织的成立。1994年，中国中医研究院（现更名为中国中医科学院）成立中国中医研究院长城医院，该院为首家国家级针刀专科医院。2002年，朱教授编著《针刀医学原理》由人民卫生出版社出版（图1-2为《针刀医学原理》封面），该书建立了针刀医学的基础理论框架，并介绍了200余种临床各科疾病的针刀治疗，奠定了针刀医学的基础，为针刀医学奠基性著作。2003年，由国家中医药管理局主持，国内27所知名大学29名专家参加的"针刀疗法的临床研究"听证会召开，该听证会将"针刀疗法"界定为一门新学科，并正式命名为"针刀医学"。同年，全国高等中医药院校创新教材《针刀医学》（上、下册）由中国中医药出版社出版（图1-3为《针刀医学》封面），成为中、西医高等院校的选修课教材。也是在这一年，北京中医药大学开始招收针灸学专业针刀方向研究生，各学院开设针刀医学选修课。2004年"针刀医学的原创性及其推广应用的研究"通过教育部组织的科研成果鉴定，与会著名医学专家（包括四名中、西医院士）一致认为"针刀医学在理论、技术、器械等方面具有原创性，特别是在诊疗技术方面达到了国际领先水平。"2004年，世界中医药学会联合会针刀专业委员会成立，标志着针刀医学世界性学术组织的成立。2005年，新世纪全国高等中医药院校规划教材《针刀医学基础理论》《针刀医学诊断学》《针刀刀法手法学》《针刀治疗学》和《针刀医学护理学》5本针刀医学系列教材由中国中医药出版社出版（图1-4为新世纪针刀医学系列教材封面），成为高等中医药院校本科生教材。2005年"针刀松解法的基础研究"被正式列为国家重点基础研究"973计划"项目课题。2006年2月，中国科学界最高会议香山科学会议以"针刀医学发展与中医现代化"为论题召开了第272次会议，与会专家认为"针刀医学是近年来中医界出现的、有中国特色的并有自主知识产权的成果，针刀医学已经产生了很大的经济效益和社会效益，是中医现代化的成功范例之一"（图1-5所示为朱教授香山科学会议做了题为《针刀医学概述》的主题报告）。2006年9月，北京中医药大学、湖北中医学院、黑龙江中医药大学等开始招收针刀医学方向本科学生。2006年10月朱教授在山西长治市中医院讲课时，因疲劳过度，突发心脏病倒在了讲台上，后因医治无效驾鹤仙去。

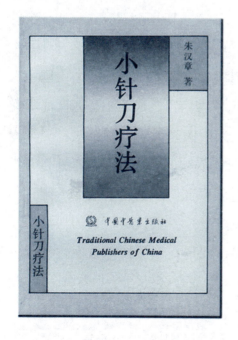

图1-1 《小针刀疗法》封面

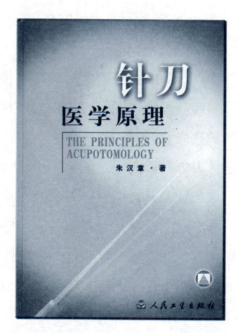

图1-2 《针刀医学原理》封面

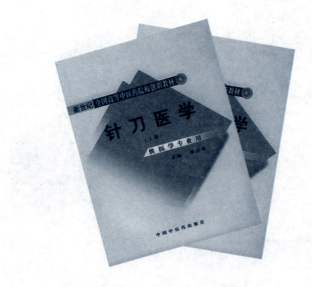

图1-3 《针刀医学》封面

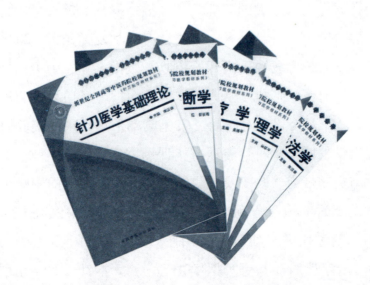

图1-4 新世纪针刀医学系列教材封面

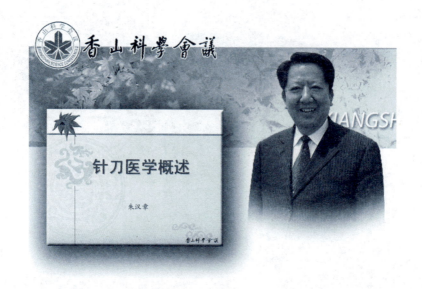

图1-5　朱教授香山科学会议做了题为《针刀医学概述》的主题报告

整个针刀界陷入巨大的悲痛之中，痛定思痛，针刀界同仁化悲痛为力量，要将朱教授留给世界人民的针刀医学发扬光大。2008年，北京中医药大学郭长青教授正式开始招收针灸学专业针刀方向博士研究生。至此，针刀医学形成了从本科、硕士、博士各阶段的完整培养体系。同年，"针刀松解法对肩周炎家兔模型干预作用的实验研究"获教育部高等学校博士学科点专项基金课题立项。2011年，"针刀干预对膝骨关节炎韧带力学改变及软骨细胞力学信号转导的影响"获国家自然科学基金面上项目立项。2012年，全国高等中医院校规划教材（第九版）《针刀医学基础理论》《针刀影像诊断学》《针刀刀法手法学》《针刀治疗学》和《针刀医学护理学》5本针刀医学系列教材由中国中医药出版社出版，这是针刀医学的第二套规划教材（图1-6为第二套针刀医学系列教材封面），新教材较第一套规划教材有较大的删改，保留了教材中的精华部分，同时增加了最新的研究进展，充实了教材内容。第二套针刀医学系列教材的出版必将对针刀医学的高等教育起到积极的促进作用，推动针刀医学取得更大的进步。

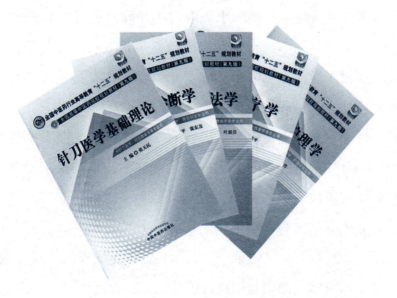

图1-6 第二套针刀医学系列教材封面

第二节 针刀闭合性手术理论

现代医学的外科手术 operation 是打开的意思，即进行外科手术时必须打开看清楚才行，且外科教科书会强调手术时术野越清楚越好。但是开放性手术在治愈疾病的同时，也会给人体留下永远无法消除的手术疤痕。

随着科学技术的进步和医学观念的转变，医学专家已经意识到开放性手术对人体的伤害，于是将创造一种既能完成外科手术操作，又能减少手术创伤、减轻痛苦的手术方法作为努力的方向。内镜外科学等微创外科应运而生，但从目前的临床应用来看，其应用范围较小。受到手术必须打开看清楚的传统观念的影响，在盲视下进行手术在现代医学的专家看来是极不科学的、不能实现的。

针刀医学从传统的针灸学中吸取灵感，同时充分吸收现代医学的精粹，创立了在盲视下进行的针刀闭合性手术方法。针刀闭合性手术的创伤较现代医学的微创外科创伤更小，其操作在盲视下进行，只有1mm的针眼大创口，而治疗的疾病范围却很广泛。

开放性手术是在直视状态下进行的，而针刀闭合性手术是盲视下施行的，闭合性手术的难度要大得多，对解剖知识的要求更高。针刀疗法充分吸收现代医学的精粹，建立了较为系统的体表定位学、精细解剖学、立体解剖学和动态解剖学内容，并且提出了针刀闭合性手术的进针刀4步规程，从而保证了针刀闭合性手术的安全性和可操作性，为针刀医学的持续、健康发展奠定了基础。

一、体表定位学

针刀闭合性手术是在盲视下进行的，如何能在盲视下准确找到目标结构，并且避免损伤重要的神经血管和其他重要结构，规避医源性损伤，就成为进行针刀闭合性手术首先要解决的问题。体表定位学就是为解决这一问题而提出的。体表定位学的主要内容就是体内解剖结构与体表相对应的点或线或面的位置投影关系。体表定位学为针刀操作准确找到目标结构提供最佳的体表进针点，同时提供进针点处重要的神经血管和其他重要结构体表投影位置，避免造成医源性损伤，使针刀操作既能达到治疗目的，又最大程度地减少损伤。

二、精细解剖学

精细解剖学的主要内容是人体的局部精细结构，以保证在盲视下精确地对准病变组织施术，尽量减少对健康组织的损伤。针刀闭合性手术常用的施术部位是肌肉、肌腱和韧带与骨的附着部、骨纤维管、滑囊、关节囊、腱鞘、神经出口等，这些位置往往位于人体深部，或周围有重要结构，或进针刀过程中经过某些重要结构，这时，如果在进针刀时对局部解剖结构没有准确地把握，而只有大体的了解，就有可能会产生医源性损伤，给患者造成痛苦。精细解剖学为针刀闭合性手术提供了进针刀点局部的精确解剖学知识，可保证在进针刀时能够避免损伤进针刀位置的重要结构，且能够准确到达病变组织进行操作。

三、立体解剖学

针刀闭合性手术是在体表进行定位后，针刀需要进入人体并穿过人体的不同解剖结构以后才能到达目标结构，进行有针对性的操作。因此就需要对针刀进入人体到达目标结构的整个路径中的解剖结构有一个立体的了解，才能够保证针刀闭合性手术的安全操作和准确到达目标结构。立体解剖学的主要内容即是人体的立体解剖结构层次，以确保针刀在施术过程中能够沿着一条安全的手术入路进入并准确到达目标结构。

四、动态解剖学

一般情况下，在进行针刀闭合性手术时，有以上体表定位学、精细解剖学和立体解剖学知识就可以顺利进行了，但是，当疾病造成患者的肢体畸形或某种强迫体位时，针刀闭合性手术又遇到了困难，因为上述体表定位学、精细解剖学和立体解剖学都是在标准体位的情况下，确定解剖结构的体表对应位置关系的，当患者无法处于标准体位时，解剖结构和体表对应位置关系就发生了很大的变化，所以必须建立一门新的解剖学学科来解决这一难题，动态解剖学就这样应运而生了。动态解剖学即是在非标准体位下的解剖结构与体表的对应位置关系，以确保患者因肢体畸形或处于强迫体位的情况下，能够正确定位。

五、针刀四步操作规程

针刀四步操作规程是在进行针刀闭合性手术时必须遵循的四个步骤，是针刀安全性操作的保障，每一步都有丰富的内涵，一步也不能省略。简单来说，针刀四步操作规程即定点、定向、加压分离和刺入。具体见第二章第三节针刀疗法的基本操作。

第三节　慢性软组织损伤的病因病理学理论

慢性软组织损伤是一种世界性的高发病症，主要是由于各种急慢性损伤和劳损，迁延不愈所致。慢性软组织损伤轻者疼痛不舒、重者卧床不起，严重影响人们的健康与生活质量。

随着生活方式的改变，生活工作压力增大，慢性软组织损伤的发病率居高不下，且有逐年上升的趋势，医学界对慢性软组织损伤的研究投入了大量的精力，但是由于慢性软组织损伤的病因复杂，临床表现多种多样，导致医学界对慢性软组织损伤难以有清楚的认识，出现了关于慢性软组织损伤的各种病因病理学说。这些病因病理学说在一定程度上或在一定范围内对慢性软组织损伤的临床治疗起到了指导作用，但都存在一定的局限性。这样就使慢性软组织损伤性疾病成为医学界的一大难题。

为了对各种关于慢性软组织损伤的病因病理学说有一个全面的认识，下面分别就中医、西医和针刀疗法对慢性软组织损伤的病因病理学说逐一进行介绍，以期能对慢性软组织损伤有更深刻的认识。

（一）慢性软组织损伤的中医病因病理学说

软组织包括人体的肌肉、肌腱、筋膜、韧带、软骨、关节囊及周围神经等，中医统称为"筋"。慢性软组织损伤在中医属"伤筋""痹证"等范畴。

《黄帝内经·灵枢·经筋》是最早对经筋及经筋病进行系统论述的文献，其详细记载了十二经筋的循行起止、病候和治疗方法，提出了"治在燔针劫刺，以知为数，以病为俞"的治疗原则。

《黄帝内经》以后的历代名著如《诸病源候论》《仙授理伤续断秘方》《圣济总录》《丹溪心法》《张氏医通》等对慢性软组织损伤的病因病理均有不同程度的阐发或提高，丰富了中医对慢性软组织损伤的认识。

关于慢性软组织损伤的病因病理学论述，中医学主要有伤筋学说、气滞血瘀学说、痹证学说、筋出槽学说和骨错缝学说等，下面就这几方面逐一加以论述。

1. 伤筋学说　中医把软组织归纳为"筋"的范畴，凡因各种急性外伤或慢性劳损以及风寒湿邪等原因造成的筋的损害，统称为"伤筋"。

伤筋的病因病机主要有外力损伤、慢性积劳、体质虚弱和外邪侵袭。

外力损伤：外来暴力撞击，重物挫压，不慎跌仆、强力扭转等均可引起筋肉或伤或断，络脉损伤，气血痹阻，导致疼痛和功能障碍。《黄帝内经·灵枢·邪气藏府病形》中称为"堕坠""击仆""用力举重"。

慢性积劳：急性损伤失治、误治，迁延日久则成为慢性伤筋，或局部劳力过度，则在多动关节和负重部位使筋柔疲劳、磨损，气血不畅，动作乏力而疼痛。《黄帝内经·素问·宣明五气论》云："五劳所伤，久视伤血，久卧伤气，久坐伤肉，久立伤骨，久行伤筋，是谓五劳所伤"。

体质虚弱：筋肉要靠气血精微来充养。肝藏血而主筋，肾藏精主骨生髓，脾胃运化水谷而生气血。肝肾亏虚则筋骨痿弱，脾胃虚损则气血生化乏源，筋骨不得濡养，卫外不固，则易受外邪侵袭。《黄帝内经·素问·脉要精微论》说："腰者，肾之府，转摇不能，肾将惫矣。"《黄帝内经·灵枢·五邪》篇有云："邪在肾，则病肩背颈项痛"。《黄帝内经·素问·厥论》中说："少阳厥逆，机关不利，机关不利者，腰不可以行，项不可以顾。"

外邪侵袭：伤筋之后，局部气血击搏，血运滞涩，风、寒、湿邪必然乘虚侵袭，伤瘀挟痹，经络失于温养，瘀血难化则筋肉僵凝。《黄帝内经·素问·至真要大论》说："诸痉项强，皆属于湿"，"寒凝则筋脉凝泣，热湿则筋脉胀，故皆能发痛与项强症"。《黄帝内经·素问·举痛论》说："寒气客于脉外则脉寒，脉寒则缩蜷，缩蜷则绌急，绌急则外引小络，故卒然而痛"。《医宗金鉴·正骨心法要诀》说："若素受风寒，再遇跌打损伤，瘀血凝结，肿硬筋翻"。

2. 气滞血瘀学说　慢性软组织损伤的突出表现是疼痛，中医学认为慢性软组织损伤性疼痛主要是由"气滞血瘀"引起的。

"气"与"血"的关系十分密切，两者相互联系，相互依存，运行全身，环周不休。

《黄帝内经·素问·阴阳应象大论》在阐述气血之间的关系时指出："阴在内，阳之守也；阳在外，阴之使也。"元代滑寿《难经本义》中有："气中有血，血中有气，气与血不可须臾相离，乃阴阳互根，自然之理也。"清代唐容川在其著作《血证论·吐血》中则将气血的关系形象地论述为："气为血之帅，血随之而运行；血为气之守，气得之而静谧"。清代高士宗《医学真传》有："人之一身，皆气血之所循行，气非血不和，血非气不运。"清代韦协梦在其著作《医论三十篇》中指出："气阳而血阴，血不独生，赖气以生之；气无所附，赖血以附之。"血的流行，靠气的推动，气行则血随之运行；血内守，则气不致外散。

这些阴阳、内外、守使等概念，不仅说明了气血本身的特点，同时也生动地阐明了二者之间相互依存的关系。

中医学认为，在正常状态下，人体气血循行全身，环周不休，以营养濡润全身的筋肉、内脏和四肢百骸，即《黄帝内经·灵枢·营卫生会》所谓："营在脉中，卫在脉外，营周不休，五十而复大会，阴阳相贯，如环无端。"人体正常生理状态的维持必须依赖气血运行的通畅。

当人体受到外力损伤后，常可导致气血运行紊乱而产生一系列的病理变化。人体一切伤病的发生、发展无不与气血有关，气血调和能使阳气温煦，阴精滋养。若气血失和、便会百病丛生。《黄帝内经·素问·调经论》指出："五脏之道，皆出于经隧，以行血气，血气不和，百病乃变化而生，是故守经隧焉。"《杂病源流犀烛·跌仆闪挫源流》也指出："跌仆闪挫，卒然身受，由外及内，气血俱伤病也"。损伤后气血的循行不得流畅，则体表的皮肉筋骨与体内的五脏六腑均将失去濡养，以致脏器组织的功能活动发生异常，而产生一系列的病理变化。所以，气血与损伤的关系是损伤病机的核心内容。"气滞血瘀"是慢性软组织损伤的主要病理变化。

由于多种原因导致气血运行不畅或气血瘀滞，患部筋脉失去濡养，便可产生疼痛、麻木等一系列临床症状，对此中医有"不通则痛""不荣则痛"的说法。对于此类疾病的治疗，中医主要采用行气通络，活血化瘀等方法。

3. 痹证学说 中医的痹证是指由于风、寒、湿、热等邪气闭阻经络，影响气血运行，导致肢体筋骨、关节、肌肉等处发生疼痛、重着、酸楚、麻木，或关节屈伸不利，僵硬，肿大，变形等症状的一类疾病。部分慢性软组织损伤性疾病属中医"痹证"范畴。

中医历代文献中对痹证均有相当丰富的论述。《黄帝内经》中不仅提出了痹之病名，而且对其病因病机、证候分类以及转归、预后等均作了较详细的论述，如《黄帝内经·素问·痹论》："风寒湿三气杂至，合而为痹也。其风气胜者为行痹，寒气胜者为痛痹，湿气胜者为着痹也。"《黄帝内经·素问·四时刺逆从论》："厥阴有余，病阴痹；不足，病生热痹"。因感邪季节、患病部位及临床症状的不同，《黄帝内经》又有五痹之分，即《素问·痹论》："以冬遇此者为骨痹，以春遇此者为筋痹，以夏遇此者为脉痹，以至阴遇此者为肌痹，以秋遇此者为皮痹。"该篇还以整体观阐述了痹与五脏的关系："五脏皆有合，病久而不去者，内舍于其合也。故骨痹不已，复感于邪，内舍于肾；筋痹不已，复感于邪，内舍于肝；脉痹不已，复感于邪，内舍于心；肌痹不已，复感于邪，内舍于脾；皮痹不已，复感于邪，内舍于肺。"在本病的预后方面指出："其入脏者死，其留连筋骨者疼久，其留皮肤间者易已。"张仲景《金匮要略》有湿痹、血痹、历节之名，所创桂枝芍药知母汤、乌头汤等方，至今仍为临床常用。以后历代医家对本病的认识有所发展，对本病的诊断和治疗也渐趋完善。对于本病的治疗，明代李中梓《医宗必读·痹》提出"治风先治血，血行风自灭"的治则；叶天士对痹久不愈，邪入于络，倡用活血化瘀法治疗，并重用虫类药剔络搜风，对临床有较大指导意义。清代医家沈金鳌所著《杂病源流犀烛》，对"痹"的说明更加具体："痹者，闭也，三气杂至，壅蔽经络，血气不行，不能随时祛散，故久而为痹。或遍身或四肢挛急而痛者，病久入深也。"

从历代中医文献对痹证的论述可以明显的看出，无论是从病因、病理，还是从治法方药上，医家们极为重视气血瘀滞在痹证病理过程中的重要作用，并倡用活血化瘀，行血通络的治法和方药治疗本病。在这一理论的指导下，对痹证治疗取得了较为满意的临床治疗效果。

4. 筋出槽学说 所谓"筋出槽"，是指机体受到损伤后，相应肌腱、筋膜等软组织发生滑脱或解剖位置发生异常变化，从而影响了正常筋肉的活动，产生各种病理改变，出现疼痛等一系列临床症状。中医学有筋转、筋歪、筋走、筋翻等具体名称。

"筋出槽"的病名历史久远，在许多骨伤科专著中都有关于筋出槽的病理改变的论述。清代胡廷光在《伤科汇纂·整背腰骨歌诀》中有"筋离出位"的描述："大抵脊筋离出位，至于骨缝裂开绷。将筋按捺归原处，筋若宽舒病体轻。"清代吴谦《医宗金鉴·正骨心法要旨》有云："筋之弛、纵、卷、挛、翻、转、离、合，虽在肉里，以手扪之，自悉其情"。其中翻、转、离、卷均指筋伤后偏离原来的位置。

筋出槽学说是中医伤科学中的一个重要理论范畴，对于指导中医筋伤治疗是一个有效的理论基础。

5. 骨错缝学说　骨缝是指骨与骨相连结处的间隙，也就是关节之间的间隙，包括可动关节和微动关节，这些关节在外力的作用下引起微细的离位，即称之为骨错缝。

骨错缝是中医骨伤科对部分慢性软组织损伤的传统认识，历代医家对此均有较为详细的记载。如唐代伤科专著《仙授理伤续断秘方》有云："凡左右损处，只相度骨缝，仔细捻捺，忖度便见大概。"此处是说损伤后，要对骨缝进行细致的检查，才能察明病变。清代吴谦在《医宗金鉴·正骨心法要旨》中云："或因跌仆闪失，以致骨缝开错，气血郁滞，为肿为痛"。明确指出"骨错缝"是由外伤所致，损伤后气血循行受阻瘀滞，出现肿胀、疼痛等临床症状。骨错缝学说实际上是指关节面之间发生了微小的移位，进而牵拉附着于其上的筋肉，从而产生软组织的损伤和疼痛。

中医骨伤科学家对于此类软组织损伤性疾病的治疗积累了丰富的临床经验，并在临床上取得了较为显著的治疗效果。对于此类疾病的治疗，中医的治疗原则主要为疏经通络，理筋整复。如清代吴谦《医宗金鉴》中说："骨缝开错……宜用按摩法，按其经络，以通郁闭之气，摩其壅聚，以散瘀结之肿，其患可愈"，"骨节间微有错落不合缝者，惟宜推拿。"就是说可以通过相应的手法调整关节错位，梳理筋络，使病变部位经脉气血通畅。

（二）慢性软组织损伤的西医病因病理学说

西医学家对慢性软组织损伤性疾病的病因病理学进行了长期的、细致的科学研究，在国内外医学专家的努力下，取得了重要研究进展。我国科学家在此领域做出了卓越的贡献。

1. 无菌性炎症学说 20世纪60年代以宣蛰人为代表的一批国内学者，率先对慢性软组织损伤进行了长期系统的创造性研究。他们坚持中西医结合的方法，运用现代科学手段，在进行了大量深入的理论研究和临床研究后，逐步创立了具有比较完整的理论体系的软组织外科学。其理论基础正是无菌性炎症学说。

软组织外科学认为：慢性软组织损害性病变是由局部无菌性炎症引起。无菌性炎症引起疼痛的原因有如下三点：

①无论是急性外伤后遗症或是慢性劳损，其开始的病变部位不在骨或软骨组织，而是在骨骼肌、筋膜、韧带、关节囊、脂肪等软组织附着处。早期这些软组织仅有充血、水肿等一般创伤性无菌性炎症反应，之后逐渐形成不同程度的炎性粘连、炎性纤维组织增生，最后形成不同程度的炎症组织变性和挛缩。由于痉挛肌肉的持续性牵拉，使骨骼肌起止点上附着的腱或骨膜进一步发生牵拉性劳损，它会加剧上述软组织附着处的病理改变，特别是其中神经末梢的周围组织所产生炎症反应逐渐发展成炎性粘连、炎性纤维组织增生，进一步加重疼痛。

②在病变组织中，小血管受周围组织炎症反应的影响，产生血管

痉挛，引起微循环障碍，使血管内炎症因子释放，其中包括最能引起疼痛感觉的缓激肽、P物质，加剧软组织骨骼附着处的疼痛。

③持续性肌痉挛还会导致肌肉本身的供血不足产生新陈代谢障碍及营养障碍，引起肌附着处新的疼痛。

因疼痛引起的肌痉挛经久不愈，受到持续性恶性循环的影响，发展成晚期的肌挛缩时，则肌肉和筋膜，包括皮下脂肪或血管和神经干鞘膜周围的结缔组织等在内的软组织，均已发生不同程度的变性。而肌痉挛和肌挛缩破坏了身体本身的动力性平衡，机体为重新达到平衡而进行调节，一组肌肉的痉挛，必然引起对应肌肉发生与其相适应的变化，以达到补偿原发部位肌痉挛所引起的功能障碍和功能失调。但这样又会产生新的肌痉挛或肌过度伸引的牵拉性刺激，引发新一轮无菌性炎症反应。

慢性软组织损伤的整个病理发展过程可概括为"因痛增痉（挛），因痉（挛）增痛"。根据软组织损害性疼痛的上述病理发展过程，宣氏将治疗原则概括为"去痛致松、以松治痛"。

无菌性炎症学说较好地解释了慢性软组织损伤性疾病的各种症状和体征，以及慢性软组织损伤病理过程中的各种复杂病理变化。能对慢性软组织损伤的治疗提供有效的指导，成为普遍接受的有关慢性软组织损伤的病因病理学理论。

2. 静态残余张力学说　静态残余张力学说认为，机体的各种慢性软组织损伤是由于静态残余张力的作用造成的。

残余张力是主观的肌收缩冲动终止，肌肉仍不能按意愿回到预定的舒张状态，仍残余有一定张力，其发生在持续静力足够长时间后，有的数小时，有的甚至成年累月。这是一个缓慢的过程，力的载荷速度很慢，受力点主要是肌腱和骨连结面和骨膜部位，如出现骨质增生、韧带增生肥厚、椎管狭窄等。静态残余张力的危害性很大，范围广，是现代社会引起慢性运动性疾病的主要原因之一。

静态残余张力学说，不仅解释了运动和强作用力引起的慢性软组织损伤，还成功地解释了现代社会长期脑力劳动和持续静态体位所引起的一系列运动系统的病理改变和症状，并且有效地指导了临床治疗和康复。

3. **肌筋膜痛综合征和纤维肌痛综合征**　肌筋膜痛综合征（myofascial pain syndrome，MPS）以存在肌筋膜扳机点（trigger point，TrP）为特征，认为疼痛为肌筋膜源性，为一种局部的疼痛综合征。肌筋膜扳机点的最明显的临床特征是：肌纤维压痛紧张带的某一点的局限性压痛、患者对压痛点施压所产生的相似疼痛的识别、在所压肌肉上产生的肌筋膜扳机点样牵涉痛、局部纤颤反应以及疼痛所致伸直受限和肌肉无力。肌筋膜痛综合征首先由 Janet Travel 和 David Simons 提出。

纤维肌痛综合征（fibromyalgia syndrome，FMS）是一种临床常见的慢性疼痛疾病，临床表现为弥漫性全身疼痛和软组织多个解位点触压痛，疼痛和压痛检测点大多位于肌肉组织。纤维肌痛综合征被认为是风湿性疾病的临床反应，其疼痛主要源于中枢神经的过敏和数个神经信号传递系统，而不依赖于外周过程。全身弥漫性疼痛、多发性压痛点（tender point，TP）、长时间晨僵和睡眠不足是其非常具有特征性的临床表现。中枢神经把周围机体组织一般性疼痛感受高度总合，使患者的疼痛感受高于正常者的感受。引起纤维肌痛综合征的原因有社会心理因素、神经内分泌因素、植物神经失调等。但并非所有的纤维肌痛综合征都有疼痛症状，有许多纤维肌痛综合征无疼痛表现，或除疼痛外伴有慢性乏力、抑郁、结肠过敏、膀胱过敏、药物过敏、偏头痛、睡眠失调等综合征。

纤维肌痛综合征作为一大类软组织疼痛综合征，其软组织疼痛的特点是：疼痛来自关节周围，位于关节囊和骨膜外。纤维肌痛综合征和关节疾病的区别在于滑膜关节没有直接受累。可出现症状的解剖结构包括韧带、肌腱、筋膜、滑膜和肌肉，所有这些软组织结构利于可动关节的机械运动功能。上述任何结构可单独出现疼痛和功能障碍，或由于一些炎症性疾病、自身免疫性疾病、关节疾病、内分泌疾病等影响上述结构而引起疼痛和功能障碍。

纤维肌痛综合征的多发性压痛点和肌筋膜痛综合征的肌筋膜扳机点有所不同，两者不能混用。多发性压痛点受压时通常不产生牵涉性疼痛，在纤维肌痛综合征中有许多对称性多发性压痛点。肌筋膜扳机点是区域性现象，像多发性压痛点一样也可产生压痛，但是可在更远的区域产生牵涉性疼痛。

肌筋膜痛综合征和纤维肌痛综合征解释了部分肌筋膜源性疼痛，但对各种神经源性以及其他原因导致慢性软组织损伤性疼痛则没有涉及，因此有一定的局限性。

4. 骨筋膜室综合征 骨筋膜室综合征（osteo-fascial compartment syndrome，OCS）是指骨和筋膜封闭的区域内，因组织压升高，使其循环和功能遭受损害而产生的病理综合征。

筋膜属致密结缔组织，其特点是细胞成分少，纤维成分多且排列紧密，主要由较粗大的胶原纤维组成，因此筋膜具有坚韧、牢固的特点，在受压和牵张时，不能充分地扩张和伸展。筋膜包括皮下筋膜和固有筋膜两种。四肢的固有筋膜深入肌群和肌肉之间，然后附着于骨上和骨膜相接续，深入肌肉的部分称为肌间隔，骨筋膜室就是指由固有筋膜、肌间隔和骨三者围成的骨纤维鞘。

骨筋膜室内含有肌肉、血管、神经等软组织。在这样的一个骨纤维鞘内，因多种原因造成组织压升高，组织就会寻求伸展扩张以降低组织压,但是由于筋膜室本身结构特点使其伸展性较差从而限制了骨筋膜室的容量的扩展,组织也就不能充分的伸展以降低组织压,造成组织压的不断升高,致使血管受压损伤,血液循环受阻,供应肌肉、神经组织的血流量减少,严重的则发展为缺血坏死,最终导致这些组织功能损害。由此而产生的一系列综合征,则统称为"骨筋膜室综合征"。其病理变化的过程可概括为:组织血管损伤→血管动力学改变→水肿→压力升高→血流减少。如此形成恶性循环,其结果是组织压不断升高,最后导致血流停滞,组织缺血,严重者可导致组织坏死。

张镛福等结合多方观点,认为本病的发病机理的病理生理学变化过程,主要的环节是筋膜室内发生的四个方面的变化组成:①血管与组织之间的液体交换平衡失调;②组织压增高对循环血液的损害作用;③微循环障碍;④动脉和循环侧枝痉挛。

骨筋膜室综合征学说揭示了软组织损伤中一小部分涉及骨筋膜室的疾病的特殊病理机制,对其他类型软组织损伤该学说是不适用的。

5. 骨纤维管卡压综合征　骨纤维管是指位于骨面和附着其上的软组织之间的腔隙。

骨纤维管道在生理上扮演滑车的作用,对其内的肌腱、神经、血管等的走行起到导向和保护作用,但是在病理情况下则可能演变为对管道内容物的卡压。这些病理情况首先是骨纤维管道组成结构的病理变化所致,例如临近关节的骨质增生、韧带损伤退变、浅筋膜的脂肪结节嵌入、神经伴行的动脉硬化或静脉瘀血。如果上述病理改变导致骨纤维管狭窄,就会对骨纤维管内通过的神经、血管、肌腱等软组织产生卡压,引起错综复杂的临床症状。如枕大神经卡压综合征、肩胛上神经卡压综合征、前臂外侧皮神经卡压综合征、肘管综合征、腕管综合征、脊神经后支卡压综合征、腓总神经卡压综合征、跗管综合征、都属于骨纤维管卡压综合征的范畴。

骨纤维管卡压综合征为我们认识一些由于骨纤维管卡压导致的病症提供了一定的指导。

（三）针刀疗法关于慢性软组织损伤的动态平衡失调理论

中医学对慢性软组织损伤的认识从整体观念出发，强调气血在本类疾病中的重要作用，同时重视损伤后对筋骨的错位和移位的诊断以及恢复筋骨的正常解剖位置在治疗中的重要作用。西医学则注重对慢性软组织损伤的解剖学、生物力学和局部理化因素的研究，注重损伤后各种解剖结构对局部神经、血管、筋膜和肌肉的卡压与慢性软组织损伤的关系。以宣蛰人为代表的学者提出的"无菌性炎症学说"，目前，已成为被学界所普遍接受的关于慢性软组织损伤的病因病理学假说。针刀疗法吸收了中医针灸学的精髓，又借鉴了西医的解剖学、病理学和生物力学研究成果，并结合了大量的慢性软组织损伤针刀治疗的临床实践，创造性地提出了慢性软组织损伤的动态平衡失调理论。动态平衡失调理论有效地指导了针刀医学在慢性软组织损伤治疗的临床实践，提高了慢性软组织损伤性疾病的临床治疗效果，成为指导慢性软组织损伤性疾病针刀治疗的理论基础。

1. 慢性软组织损伤的概念和范围　针刀疗法认为，人体除骨以外的所有组织均属于软组织范畴。凡是各种致病因素导致软组织功能障碍而产生的疾病都可称为软组织损伤疾病，由软组织损伤缓慢演变而成的疾病便为慢性软组织损伤疾病。其内涵是软组织受到各种形式的损伤后，在治疗和自我修复的过程中，因特定条件导致的一种新的软组织损伤疾病。

慢性软组织损伤疾病不仅包括运动系统的组织器官的损害，还包括内脏器官以及与其相连的神经、血管、韧带、筋膜、大脑、小脑、延髓、脊髓的损害。因为这些器官也属于软组织器官，当它们受到各种损伤以后，导致的一些严重慢性病与通常所说的慢性软组织损伤疾病的病因病理完全一致。慢性软组织损伤主要病理改变是粘连、瘢痕、挛缩、堵塞。

2. **慢性软组织损伤的病理变化过程**　软组织损伤就是指人体组织受到程度不同的破坏，如破裂、断裂、变形、坏死、循环通道堵塞、缺损。造成机体这些变化的形式有以下十一种：暴力损伤、积累性损伤、情绪性损伤、隐蔽性损伤、疲劳性损伤、侵害性损伤、人体自重性损伤、手术性损伤、病损性损伤、环境性损伤和功能性损伤。

软组织损伤以后，病理变化的结果有四个方面，即粘连、瘢痕、挛缩、堵塞。

（1）粘连　软组织粘连是由于外伤或疾病破坏了软组织后，软组织在修复过程中产生。软组织粘连可分为两大类，一类为外伤性软组织粘连，第二类为某种疾病破坏了软组织而引起的粘连。

（2）瘢痕　人体受到各种损伤以后，在进行自我恢复过程中，除了容易引起粘连之外，损伤较严重者在愈合之后就会形成内部瘢痕和外部瘢痕。外部瘢痕是显而易见的，内部瘢痕往往是隐蔽的，但它却是引起严重的慢性软组织损伤性疾病的主要病理因素之一。

（3）挛缩　软组织损伤之后，因自我保护机制而处在收缩状态，当自我修复完成后，该组织不能舒张到正常的长度和宽度，限制了人体的功能活动的范围，所以就成了慢性软组织损伤性疾病的重要病理因素之一。

（4）堵塞　当人体的软组织损伤之后，血管、肌肉纤维及其他肌肉组织器官出现撕裂、断裂、出血、体液潴留。在人体的复修过程中，血肿机化、体液干涸、其他组织的瘢痕和纤维化都将堵塞人体的正常循环通道，造成某一个部位的血液和体液因潴留而膨胀，而其他部位血液和体液的供应量减少或减慢它们的流量和流速，其是造成慢性软组织损伤疾病的重要病理因素之一。

3. **慢性软组织损伤的根本原因是动态平衡失调**　动态平衡是指人体器官在正常生命活动允许的范围内，在特定时间和空间的量和度以内，自由的活动状态。慢性软组织损伤，使得罹患肢体和器官的功能活动受到一定程度限制，也就是说罹患肢体不能在其功能活动范围内自由完成它应当完成的运动，这就是动态平衡失调。

慢性软组织损伤属运动系统疾患，"动"是它的第一本能，只有在动态的情况下来研究它的病理变化，才能抓住主要病理因素和本质。针刀疗法认为慢性软组织损伤的第一位病理机制是动态平衡失调。机体受到各种因素损伤以后，导致组织坏死、瘀血凝滞、炎症渗出，继而发生机化、粘连，并且形成瘢痕，引起局部软组织挛缩。

粘连、瘢痕、挛缩一旦形成，很难通过自身调节机制吸收和消除。软组织在体内的相对运动遭到破坏，造成动态平衡失调。这些病理因素在体内的存在，是慢性软组织损伤诸多症状的主要根源。局部软组织挛缩会导致局部软组织张力增高。异常增高的局部张力能够压迫神经、血管等体内多种重要组织，或者改变正常组织的力学状态，引起多种疾病。慢性软组织损伤迁延日久，局部微循环都会受到影响。

第四节　骨质增生的病因病理学理论

骨质增生疾病一直是困扰人类健康的全球性的疑难疾病，在中老年人群中发病率高，严重影响中老年人的生活质量，并且耗费了大量医疗资源。各国医学工作者对此类疾病做了大量研究，但收效甚微，其普遍认为骨质增生是一种退行性变。所谓退行性变，就是随着年龄的增长而必然出现的变化，而人的衰老是不可逆转的自然规律，那么退行性变也就不可逆转，因此，骨质增生疾病也就不可能得到根本的治疗。针刀疗法在治疗骨质增生疾病的大量临床实践的基础上，认识到骨质增生只是一种结果，其根本病因是人体组织内力学状态的异常变化——人体内力平衡失调。

人体内有三种基本的力学形式：拉应力、压应力、张应力。拉应力是方向沿一条线向两端方向相反的离心作用力；压应力是方向沿一条线方向相对的向心作用力；张应力是方向从一个圆的中心或一个球的中心向周围扩散的作用力。力在维持我们正常生命活动中起着重要作用。当异常的力学状态对人体的组织结构和生理功能产生影响或破坏时，人体会通过自我调节功能进行代偿。

人体的自我调节功能有三大类：

第一，对被异常力学状态所影响和破坏的组织结构和生理功能通过自我调节功能进行纠正，使人体的组织结构和生理功能恢复正常。

第二，对被异常力学状态所影响和破坏的组织结构和生理功能进行对抗性的调节，即用增生、硬化、钙化、骨化和组织重建来对抗被异常力学状态所破坏的组织结构和生理功能，并阻止这种异常力学状态的继续影响和破坏作用，但是这种调节可能造成新的病理因素，形成新的疾病。如骨质增生、肌肉增生和各种软组织硬化、钙化、骨化都是这种对抗性调节的结果。

所谓对抗性调节就是指人体在无法纠正异常力学状态时所发挥的一种自我保护性机制。对抗性调节有三个阶段：第一阶段，当软组织受到超常拉力影响时，首先表现为软组织的硬化。如果这种对抗措施仍然抵抗不了这种持续的强大的拉力，人体就将采取进一步的对抗措施，进一步加强软组织的强度，钙质沉积到该软组织应力最集中的地方，这就是软组织对抗超常拉力的钙化阶段，也就是第二阶段。如果这种对抗措施，仍然对抗不了这种日益加强的超常拉力，人体就要采取更进一步的对抗措施，在应力最集中的部位生成许多新的骨细胞，并调动一切有关因素使骨细胞迅速分裂，使该处软组织骨化。这就是软组织对抗超过正常拉力的骨化阶段，也就是第三阶段。

第三，当异常的力学状态对人体的组织结构和生理功能产生影响和较大强度的破坏时，以上两种调节方法已经无效，人体则被迫采取第三种调节方法，即适应性的调节方法，这种调节只能保持一部分组织结构和生理功能不被破坏，但另一部分组织结构和生理功能将被破坏。比如小儿髋关节半脱位长期得不到正确治疗和纠正，直至长大成人，伴随终生，人体就通过适应性的调节功能使髋臼变形，股骨头变形，股骨头外侧肌肉硬化和钙化，来保持髋关节的伸屈功能和人的行走能力，但是，人虽能够行走，却是跛行，髋关节虽能伸屈，但达不到正常角度，髋部外观股骨粗隆外凸畸形。

临床观察表明骨质增生的部位一般都有软组织附着，而且骨赘的纵轴方向都和软组织牵拉的作用力方向一致。这是因为在人体生命活动中，"动"是永恒不变的主题。"动"的时间久或强度大就极易产生慢性软组织损伤，造成肌肉、韧带痉挛、挛缩，在其附着点处产生应力集中，人体的代偿机制为了加强肌腱和附着点处的强度，就输送大量的钙和磷，久而久之就形成了骨刺或肌肉钙化、骨化。这是人体的拉应力异常导致的骨质增生。同理，人体的压应力和张应力也会通过同样的机制造成骨质增生。一般来说，如果骨质增生发生在关节面的内侧缘或中间，是压应力过高引起的；如果发生在关节面外侧缘或其他部位的软组织附着点处，是拉应力过高引起的；如果骨质增生发生在关节囊或椎间盘周围,且沿关节囊和纤维环两端附着处呈环形分布者,是张应力过高引起的。

因此,综合大量的临床实践,以及对骨质增生内在规律的深入探讨,针刀疗法的观点认为"力平衡失调"是骨质增生的根本原因。

第五节 经筋理论对针刀疗法的指导作用

从目前针刀临床应用的情况来看,针刀治疗的主要病种还是慢性软组织损伤和骨质增生性疾病,包括各种原因导致的慢性颈肩腰腿痛,如颈椎病、腰椎间盘突出症、膝骨关节炎、肩周炎、网球肘、全身各肌肉慢性损伤,从中医学角度来看,这些疾病都可划归为经筋病范畴。虽然目前临床针刀治疗的病种越来越多,甚至可以治疗高血压、糖尿病、慢性支气管炎、慢性胃炎、溃疡性结肠炎等内科疾病,但其治疗也是将其归为脊源性疾病,治疗这些疾病的入手点仍然是脊柱周围软组织的松解,并配合整脊手法整复脊柱小关节紊乱,因此也可以用经筋理论作指导。我们下面将从四个方面对经筋理论做系统的回顾整理,并阐发其对针刀疗法的指导作用。

(一)对经筋实质的认识及阐释

经筋是中医理论的一个重要概念,《黄帝内经·灵枢》设有经筋专篇,并对经筋疾病的病因病理、临床表现以及治疗有系统的论述。由于古今医家认识角度和认识水平的不同,经筋到底是什么,是肌肉?是神经?是筋膜?亦或是一个多结构的复合体?这个问题一直困扰着现代中医。因此对经筋实质的阐释一直争论不休,始终不能得出一个公认的答案。这也就制约了经筋理论在临床上的应用。对经筋实质进行深入研究探讨，揭开中医经筋的神秘面纱，揭示经筋的本质，将有利于丰富和发展经筋理论，使经筋理论更有效地指导临床，提高临床疗效。下面试从以下三个方面就经筋理论实质进行探讨。

1. 《黄帝内经》对经筋的认识　经筋是人体的重要组成部分，其生理功能和病理变化散见于《黄帝内经》各篇中，以《灵枢·经筋》篇最为系统和详细。

关于经筋的主要生理功能可以用《素问·痿论》的"主束骨而利机关"概括，《素问·五脏生成》的"诸筋者，皆属于节"则概括了经筋的结构特点。经筋附着、连属于骨关节，对骨关节起到约束和连缀作用。正常生理情况下，筋、骨的关系可概括为"骨正筋柔"，筋与骨关节构成一个整体，协调配合，以维持人体的正常姿势和完成人体的运动功能。

经筋的病理变化主要是挛急、反折、掣引、疼痛、转筋、强直、弛缓以及关节活动不利、肢体偏废不用。如《灵枢·经筋》篇详细描述了人体十二经筋的循行分布，并于每条经筋的循行后描述了其病候，指出："经筋之病，寒则反折筋急，热则弛纵不收，阴痿不用。阳急则反折，阴急则俯不伸。"《素问·生气通天论》则提到："湿热不攘，大筋緛短，小筋弛长，緛短为拘，弛长为痿。"

2. 现代医家对于经筋实质的认识　目前，对经筋实质的解释主要有两种：一种解释认为经筋属于肌肉、韧带等软组织系统，另一种解释认为经筋属于神经系统。

经筋属于肌肉、韧带等软组织系统是目前对经筋实质较为有共识的认识，认为经筋就是以经脉为纲，是对人体肌肉、韧带及其附属组织生理和病理规律的概括和总结。因为从《黄帝内经》中的相关论述来看，把经筋看作是肌肉、韧带等软组织系统很容易解释经筋病的大多数病症。但也有一些病症用此认识来解释就显得很牵强，或者不能解释。如"手太阳之筋，起于小指之上，结于腕，上循臂内廉，结于肘内锐骨之后，弹之应小指之上……"。其中"弹之应小指之上"是指用手弹拨肘内侧尺神经沟中的尺神经所发生的现象；再如"足少阳之筋……左络于右，故伤左角，右足不用，命曰维筋相交"，则可能是对中枢神经系统中锥体束的交叉支配关系的描述。因此，有人提出了经筋属于神经系统的观点。如秦玉革通过对解剖、定位、症状、临床及五行理论的对比分析，论证了《黄帝内经》经筋的实质是以周围神经的躯体神经为主，含少部分中枢神经及植物神经功能。并认为"肉之力"不等于能产生力量的肌肉肌腱就是筋，相反，再健全的骨骼肌若失去神经的支配，不但立即变成毫无力量的废肉，而且由于失去神经的营养将萎缩。吴涣淦等也认同这种观点，并从经筋理论与针刺麻醉之间的关系进行了探讨。刘涛等则综合了上述两种观点，认为由于古人认识水平的限制，在记载筋肉的同时，将神经的内容也包含了进来。因此主张在临床上应当具体问题具体分析，认为经筋就是筋肉系统，或者就是神经系统的说法都未免过于绝对。

3. 经筋是以肌肉的正常神经支配为基础的肌肉、韧带等软组织结构和功能的概括　《说文解字》中说："筋，肉之力也。从力，从肉，从竹。"从文字的字面意思理解可以说"筋"是产生力量的肌肉及肌腱。然而纵观《黄帝内经·灵枢·经筋》篇的论述，单纯地将"筋"理解为肌肉、肌腱等软组织就很难解释"弹之应小指之上""维筋相交"现象；若是将经筋看作是"神经系统"，也不能对经筋内容做出合理圆满的解释。

黄龙祥教授在所著《中国针灸学术大纲》中提出：当我们试图去探讨古人创建的理论时，非常关键的一步就是"以古人之心为心"，就是首先要理解古人的思想世界（图1-7为《中国针灸学术史大纲》封面）。我们在理解和阐释经筋理论时，也应如此。《黄帝内经》成书于春秋、战国时期，受当时认识水平的限制，古人对肌肉、肌腱、韧带、神经等组织结构以及功能的认识不会像现在一样清晰，其建立的经筋理论尽管包含了部分解剖学的知识，但是我们一定要注意到，其理论建立的基础主要是基于对各种临床现象的观察、总结，因此，其结构基础就可能不是单一组织结构，而是一组或一类组织结构的功能概括，其中当然也可能包含某些认识上的错误。认识到这一点，我们再去审视和探讨经筋理论时就会有新的认识和发现。联系经筋的生理功能"主束骨而利机关"和结构特点"诸筋者，皆属于节"，可以认为经筋是肌肉、韧带等软组织结构无疑。但是，仅有肌肉、韧带等软组织是不能发挥其作用的，必须有赖于神经系统的支配，才能表现出其功能。

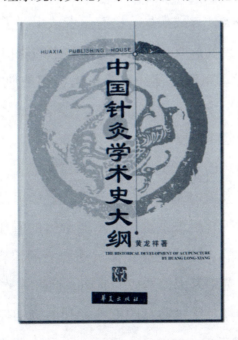

图1-7　《中国针灸学术史大纲》封面

Panjabi 在论述脊柱的稳定性时，指出脊柱的稳定系统由三个子系统构成，即椎体、椎间盘和韧带构成了被动子系统（the passive subsystem）、脊柱周围的所有的肌肉和肌腱为脊柱提供动力，组成主动子系统（the active subsystem），而神经和中枢神经系统构成神经子系统（the neural subsystem），通过调控多种传感器信号来维持脊柱的稳定，并调控主动子系统使之提供所需的稳定性。被动子系统或称为静力性系统，主动子系统或称为动力性系统，在神经子系统的调控下，动、静力系统的平衡协调保证了脊柱能够发挥正常功能。其实这种理论也可以应用于经筋系统，人体的骨、关节、韧带为静力性系统，而附着于其上的骨骼肌则为动力性系统，在神经系统的调节下，静力性系统和动力性系统之间的平衡关系犹如桅杆和缆绳，两者协调配合才能保持人体的姿势及发挥运动功能，其中任何环节遭受破坏，均可引起或诱发平衡状态的丧失，导致疾病。已有学者认识到了经筋的这种特点，如周世华认为十二经筋病候相当于现代医学中的肌肉风湿、关节炎症，软组织损伤以及运动系统、神经系统疾病引起的肌肉、筋脉的拘挛、强直、抽痛或弛缓、麻痹、瘫痪等病变。张军也认为筋病多见于现代医学的骨关节和神经系统疾病。

因此，中医的经筋实际上既包括了其结构基础——肌肉、韧带等软组织，又包括了其效应基础——神经系统。中医的经筋不能单纯地看作是肌肉、韧带等软组织系统，也不能单纯的看作是神经系统，而应是包含二者在内的、能够完成人体运动功能的综合体。其病变也就包括了由于外伤、劳损等因素造成的肌肉、韧带等软组织本身的病变，如筋挛、疼痛；神经系统（包括中枢神经和周围神经）病变导致的肌肉、韧带等软组织病变，如偏瘫、痿证；以及由肌肉、韧带等软组织本身的病变刺激、压迫其间穿行的周围神经，产生的周围神经病变，如各种皮神经卡压综合征、腕管综合征。

综上，我们可以将经筋及其病变作如下概括：经筋是以肌肉的正常神经支配为基础的肌肉、韧带等软组织结构和功能的概括。其病变包括肌肉、韧带等软组织本身病变和由此引起的周围神经病变，以及由于神经系统病变导致的肌肉、韧带等软组织功能改变。

（二）经筋病阿是穴分布特点

阿是穴是临床经筋病治疗的主要用穴，又名天应穴、不定穴、神应穴、痛应穴，其最早的记载见于唐代孙思邈的《备急千金要方·灸例》，其言："有阿是之法，言人有病痛，即令捏其上，若里当其处，不问孔穴，即得便快或痛处，即云阿是，灸刺皆验，故曰阿是穴也。"阿是穴的取穴以患者的感受，即感到轻松（便快）或疼痛为依据，它无具体名称，也无固定部位。由于阿是穴的这一特点，给临床取穴带来了一定的困扰，影响了阿是穴临床作用的发挥。

通过上面的探讨我们知道，经筋是以肌肉的正常神经支配为基础的肌肉、韧带等软组织结构和功能的概括。其病变包括肌肉、韧带等软组织本身病变和由此引起的周围神经病变，以及由于神经系统病变导致的肌肉、韧带等软组织功能改变。

理解了经筋以及经筋病的概念，然后结合经筋的功能特点，就可以分析和总结经筋病中阿是穴的分布特点。掌握了阿是穴的分布特点，在针刀治疗经筋疾病的临床中就能做到有的放矢，取效迅捷。在经筋病中，阿是穴通常位于经筋容易发生损伤的部位，其分布有如下6个特点：

1. 肌肉、韧带等软组织的应力集中点　经筋的主要功能是"主束骨而利机关"，即产生姿势性张力和完成人体的运动功能。当人体的活动超过一定阈值或持续足够长的时间后，就会产生经筋的损伤，出现筋挛、筋短、筋缩、筋结的病理改变。这些发生病理改变的部位往往就位于肌肉、韧带等软组织的应力集中点上，如肌肉、韧带的起点、止点或肌腹，即经筋"结""聚"之处。而起点的损伤要多于止点的损伤，这是因为肌肉的起点是相对固定的，而止点却是活动的，当肌肉收缩时，止点由于关节的活动而缓冲了对抗的应力，而起点则不能缓冲对抗的应力，所以更容易产生损伤。长期的应力刺激可使筋膜和肌肉产生紧张、痉挛，甚至代偿性增生、肥大，这些病理改变处往往就是我们要寻找的阿是穴。

2. 人体功能活动的应力集中点 经筋病阿是穴往往是肌肉、韧带等软组织的应力集中点，但是不是所有的肌肉、韧带都会发生损伤，或者说发生同样程度的损伤，这是因为在人体进行功能活动时，是由一组或多组肌肉、韧带共同完成的，其中肌肉起主动作用，韧带则主要为限制功能活动的范围，避免损伤。某些肌肉、韧带起主要作用，某些肌肉、韧带则起协同作用，起主要作用的肌肉、韧带所受的力比起辅助作用的肌肉、韧带受到的力大得多，所以损伤往往出现在所受力大的肌肉、韧带上。再者，人体完成某一功能活动多块肌肉、韧带具有相同的止点，因而这些部位也就是应力的集中点，损伤也往往发生在此处，如胫骨内侧髁，此处附着的肌肉有缝匠肌、股薄肌、半腱肌、半膜肌等，这些损伤处也就是我们要找的阿是穴。

3. 起协同或拮抗作用肌肉及相关韧带 正如前述，人体的功能活动是由一组或多组肌肉、韧带共同完成的，不仅需要有起主要作用的肌肉，还需要有起协同或拮抗作用的肌肉，以及相关韧带的参与，才能使主动运动平稳，节制其运动过度。长期的慢性损伤以及劳损则可累及起协同或拮抗作用肌肉及相关韧带，引起肌肉起止点、肌腹以及相关韧带的损伤，这些损伤处也是我们要寻找的阿是穴。

4. 腱鞘、脂肪垫、滑囊、滑车、籽骨等处 腱鞘、脂肪垫、滑囊、滑车、籽骨等作为运动系统的辅助和保护性结构，一般位于关节、肌肉功能活动较频繁的部位，起到保护相关肌肉、肌腱、韧带、骨关节的作用。但是当功能活动超过一定阈值或受到暴力损伤时，这些部位又往往成为损伤的高发部位，出现疼痛或（和）功能障碍。如各种腱鞘炎、腱鞘囊肿、脂肪垫炎、滑囊炎。因而这些位置也是阿是穴的常见部位。

5. 神经出口处 神经出口处是指神经在分布走行途中，经过的各种管道，如各种骨纤维管道、皮神经穿出筋膜处，这些部位软组织的缓冲能力较差，局部受到摩擦碰撞的机会较多，因而容易卡压其内走行的神经而引起神经功能障碍，出现一系列神经分布区不同程度的感觉障碍、植物神经功能障碍、营养障碍甚至运动功能障碍。如各种皮神经卡压综合征、胸廓出口综合征、腕管综合征均属于这一类病症。这些神经的出口处也就是我们的阿是穴。

6. 肌筋膜附着处 筋膜是肌肉和其他组织表面的一层广泛存在的结缔组织结构，其胶原纤维一般交织排列。肌肉表面的筋膜是肌筋膜，为一层薄薄的，近似半透明的致密组织，包绕着一块或一群肌的结缔组织，形成肌鞘，使之成为一个整体。肌筋膜在肌束间穿行，与骨广泛连结，多附着于骨突处，其一旦附着到骨上，即与骨膜融合，从而将肌肉的拉力传向骨骼。肌筋膜的功能首先是能减少肌间摩擦，保证每块肌肉或肌群能够单独地进行运动，其次是供骨骼肌附着，以扩大骨骼肌的附着面积，将骨骼肌的拉力传向骨骼。在外伤及慢性损伤时，肌筋膜附着处以及发生相对运动的肌间，往往会发生炎症、粘连，甚至发生挛缩、增生肥厚，进而产生各种临床症状。再者，外伤、劳损也可使筋膜间室的压力增高，使筋膜表面张力增高和筋膜代偿性增生肥厚，引发疼痛、麻木、拘挛等临床症状。这些发生炎症、粘连、挛缩、增生肥厚的筋膜处也是我们的阿是穴。

（三）阿是穴与经筋病的关系体现了穴位特异性

穴位特异性是指穴位的结构特性，及对机体某种特定的状态（包括常态和病态）所表现出的特异的或独特调节的治疗作用，或者理解为不同的穴位对某一或某些内脏或躯体的功能或病痛具有有别于其他穴位的反映和（或）调整功能。

穴位特异性可表现为两个方面，即反映病证和治疗疾病。从上述论述中，我们知道在经筋疾病中，阿是穴的出现是有规律可循的，经筋的解剖结构和功能特点对阿是穴的出现起着决定性的作用，说明在经筋疾病中阿是穴是经筋疾病在体表的特异性反映点，即具有反映病证的作用；同时针对这些阿是穴进行治疗可有效地治疗相应的经筋疾病，即表现出了明显的治疗疾病的作用。以肩周炎为例，其阿是穴多位于结节间沟（肱二头肌长头肌腱）、喙突（肱二头肌短头肌腱、喙肱肌）、大圆肌、小圆肌、冈上肌。由于肩周炎的无菌性炎症改变，在这些部位往往出现较严重的粘连，形成阿是穴，这些阿是穴的出现就是对肩周炎的特异性反应；临床治疗时，通过对这些阿是穴的针对性松解，解除局部的粘连，则可以有效地减轻疼痛，恢复肩关节的正常活动，具有明显的治疗作用。

因此可以认为，在经筋疾病中，阿是穴的出现是经筋疾病的特异性表现，而阿是穴对相应的经筋疾病具有特异性的治疗作用。阿是穴与经筋病的关系体现了典型的穴位特异性。阿是穴和经筋疾病的特异性关系丰富了穴位特异性理论，是穴位特异性理论的补充和完善，同时也深化并发展了中医的经筋理论，对经筋疾病临床诊疗中阿是穴的诊断和治疗应用具有启迪和指导作用。

（四）经筋病阿是穴理论对于针刀临床具有重要的指导意义

阿是穴是临床经筋病治疗的主要用穴，其在一千余年的中医临床中有效地指导了经筋病的治疗，积累了丰富的临床经验。同时，阿是穴也是针刀治疗经筋疾病的最常用的穴位，但是其又有别于传统的阿是穴治疗。针刀临床中，阿是穴的选择，不仅借鉴传统的经筋理论，以经筋走向和功能为指导，同时又结合现代解剖学知识，基于对肌肉、韧带等软组织功能和整体生物力学的系统认识，深入探讨和剖析了经筋疾病中阿是穴的分布特点，对阿是穴的位置可以按照现代解剖学知识给予明确的定位，摆脱了传统地、模糊地、被动地以经验去寻找"痛输"，而是有目的、有意识的、按照解剖结构去主动寻找，可更准确和有效地寻找到阿是穴，赋予了经筋病治疗的科学含义。经筋理论为针刀治疗提供了有力地理论支持，为针刀临床取得更加确切和稳定的疗效奠定了基础。

第二章　针刀临床安全操作

第一节　针刀器械

针刀器械是进行针刀闭合性手术的工具，随着针刀临床的发展，目前有很多种适应于不同治疗目的和治疗要求的针刀器械。一般来说，针刀采用不锈钢制成，分为针柄、针体和针刃三部分（图2-1），针体为直径1mm的圆柱体，针刃为针体前端的平刃，针刃的刃口呈线状，称为刀口线，扁平葫芦状的针柄位于针体尾端，针柄与针刃在同一平面内，因此当针刃进入人体后可通过暴露在体外的针柄把握和调整针刃方向。

朱汉章教授已获得国家专利的系列针刀，包括十四种模型，共三十九枚不同尺寸和不同功用的针刀，其中在慢性软组织损伤疾病和骨关节疾病中最常用为Ⅰ型齐平口针刀、Ⅴ型圆刃针刀和Ⅷ型注射针刀。

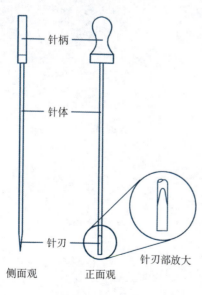

图2-1　针刀模式图

（一）Ⅰ型齐平口针刀

根据其尺寸不同分为四种型号，分别记作Ⅰ型1号、Ⅰ型2号、Ⅰ型3号、Ⅰ型4号（图2-2）。

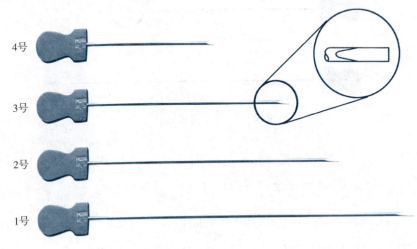

图2-2　Ⅰ型齐平口针刀

Ⅰ型1号针刀，全长15cm，针柄长2cm，针体长12cm，针刃长1cm，针柄为扁平葫芦形，针体为圆柱形，针体末端扁平带刃，刀口为齐平口，刀口线和刀柄在同一平面内。Ⅰ型2号针刀、Ⅰ型3号针刀和Ⅰ型4号针刀，结构模型和Ⅰ型1号相同，只是针体长度比Ⅰ型1号短，其中Ⅰ型2号针刀针体长度为9cm，Ⅰ型3号针刀针体长度为7cm，Ⅰ型4号针刀针体长度为4cm。

Ⅰ型齐平口针刀主要适用于各种软组织损伤和骨关节疾病，以及其他杂病的治疗。

（二）Ⅴ型圆刃针刀

根据其尺寸不同分为三种型号，分别记作Ⅴ型1号、Ⅴ型2号、Ⅴ型3号（图2-3）。

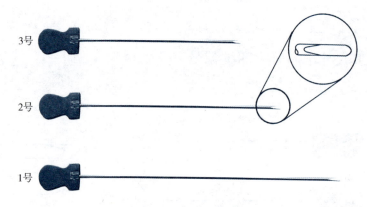

图2-3 V型圆刃针刀

V型1号针刀，全长15cm，针柄长2cm，针体长12cm，针刃长1cm，针柄为一扁平葫芦形，针体为圆柱形，针体末端扁平带刃，刀口为月牙状，刀口线和刀柄在同一平面内。V型2号针刀和V型3号针刀，结构模型和V型1号相同，只是针体长度比V型1号短，V型2号针刀针体长度为9cm，V型3号针刀针体长度为7cm。

V型圆刃针刀主要适用于神经触激、剥离骨膜、筋膜及其他坏死组织。

（三）Ⅷ型注射针刀

根据其尺寸不同分为三种型号，分别记作Ⅷ型1号、Ⅷ型2号、Ⅷ型3号（图2-4）。

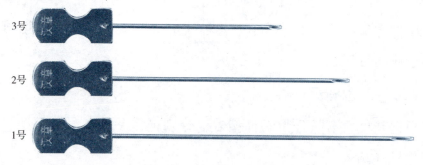

图2-4 Ⅷ型注射针刀

Ⅷ型1号针刀，全长15cm，针柄长2cm，针体长12cm，针刃长1cm，针柄为一扁平葫芦形，有一个连结注射器的插孔，针体为圆柱形，内有一细孔，上连注射器的插孔，下连刀口上0.2cm的小孔，直径1mm，针头为楔形，末端扁平带刃，刀口上0.2cm处有一小孔和针柄上注射器插孔相通，刀口线和刀柄在同一平面内。Ⅷ型2号针刀和Ⅷ型3号针刀，结构模型和Ⅷ型1号同，只是针体长度比Ⅷ型1号短，Ⅷ型2号针刀针体长度为9cm，Ⅷ型3号针刀针体长度为7cm。

Ⅷ型注射针刀主要适用于某些针刀手术时的局部药物注射。

第二节 针刀疗法的无菌操作

针刀治疗作为一种闭合性手术，尽管伤口和对组织的损伤很小，但是针刀操作多在深层组织进行，且有时要深入关节腔，若不重视无菌操作，也有可能引起严重的感染。因此，必须重视无菌操作，树立牢固的无菌观念，严格按照无菌操作的程序进行。

1. **环境** 应建立独立的针刀治疗室，配备无菌柜，可采用空气消毒机或紫外线灯消毒室内空气，治疗床的床单、枕套要每日换洗、消毒，或采用一次性床单、枕套。每日工作结束后做好治疗室的清洁。定期做空气细菌培养，发现问题及时处理。

2. **针刀治疗用品** 使用一次性无菌针刀、注射器、穿刺针、洞巾、纱布、手套、口罩、帽子等，对于重复使用的物品需严格高压消毒。酒精或碘伏开启后应注明开启时间，并在7天内用完，超过7天应丢弃。

3. **医护人员** 医护人员应穿干净的白大衣，戴帽子和口罩，操作时应戴无菌手套，治疗过程中严格遵守无菌操作原则。

4. 治疗部位皮肤 针刀治疗时，应充分暴露治疗部位皮肤，有毛发的部位应提前剃净毛发。一般可采用碘伏消毒，消毒范围应至少大于治疗点周围5cm以上，消毒后铺无菌洞巾。

5. 针刀术后 针刀治疗结束后，用无菌纱布按压针孔3分钟，待确定针孔无出血后，更换无菌纱布覆盖针孔，医用胶布固定。嘱患者24小时内注意保持治疗部位的清洁，不可擦洗。

6. 戴无菌手套 戴无菌手套前，应修剪指甲，洗净双手，核对无菌手套的灭菌日期及大小。确认无误后，打开无菌手套外包装，取出内包装（图2-5），并放于治疗台，展开内包装（图2-6），捏住手套的返折处提起手套（图2-7），先将右手伸入手套内戴好（图2-8），然后将右手插入左手手套的返折处，将左手五指伸入手套，并将手套返折处顺势翻转套在左手的袖口处（图2-9），然后再将左手伸入到右手手套的返折处，将右手手套返折处翻转套在右手的袖口处（图2-10），戴好后，双手交叉，使手套与手贴合（图2-11）。若发现手套有破损或不慎污染，应立即更换。针刀操作完成后，将手套脱下丢入黄色医用垃圾桶内。

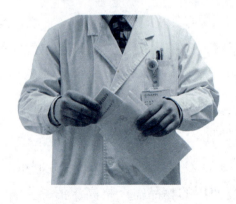

图2-5 打开无菌手套外包装，取出内包装

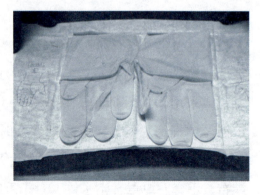

图2-6 展开内包装

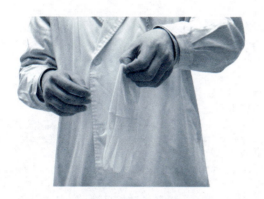

图2-7 捏住手套的返折处提起手套

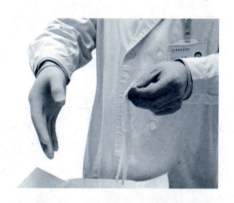

图2-8 将右手伸入手套内戴好

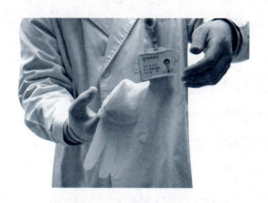

图2-9 右手插入左手手套的返折处，并戴好左手手套

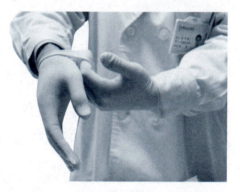

图2-10 左手伸入到右手手套的返折处，并戴好右手手套

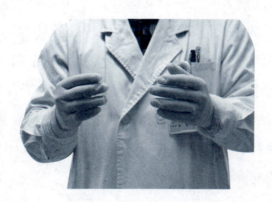

图2-11 戴好双手手套

第三节 针刀疗法的基本操作

(一) 针刀的持针方法

针刀的握持方法不同于针灸针和手术刀,有其独特的持针方法。针刀是一种闭合性手术器械,需在盲视下对人体的深部组织进行针对性的治疗,且针刀前端有针刃,这就要求施术者在针刀进入人体后,能够通过体外的针刃掌握其针刀方向和进入的深度。掌握正确的针刀持针方法是进行准确针刀操作的保证。一般来说,针刀的持针方法包括单手持针刀法和双手持针刀法。

1. 单手持针刀法 适用于握持针体较短针刀(图2-12)。具体操作为:医生以右手拇指和食指的指腹捏持针柄,中指或无名指微屈或伸直置于施术部位的皮肤上,拇指和食指用力将针刀刺入皮肤。因为针刀的针柄是扁平的葫芦状,便于捏持,且针柄和针刃是在同一个平面内,刀柄的方向即是刀口线的方向,所以可以通过控制针柄的方向来控制刀口线的方向。中指或无名指微屈或伸直置于施术部位的皮肤上,作为针体在刺入时的一个支撑点,可以控制针刀进入的深度。

2. 双手持针刀法 适用于握持针体较长的针刀(图2-13)。具体操作为:右手拇指和食指的指腹捏持针柄,左手拇指和食指指腹捏持针体下部,双手协同用力将针刀刺入皮肤。对于针体较长的针刀,若在操作中采用单手持针刀法,在进针过程中容易发生弯曲,且不易操作,采用双手持针刀法,可防止进针刀过程中针体发生弯曲变形,同时增加操作的准确性和稳定性。

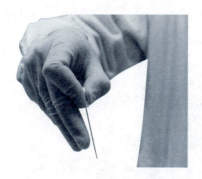
图 2-12 单手持针刀法

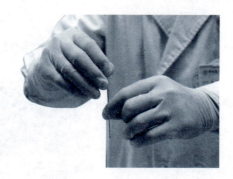
图 2-13 双手持针刀法

（二）进针刀四步操纵规程

针刀四步操作规程是在进行针刀闭合性手术时必须遵循的四个步骤，是针刀安全性操作的保障，每一步都有丰富的内涵，一步也不能省略。简单来说，针刀四步操作规程即定点、定向、加压分离和刺入四个操作规范。具体来说即是：

1. 定点 就是确定针刀的进针点（图 2-14）。定点的正确与否，直接关系到操作的安全性和治疗效果。定点必须基于对疾病的明确诊断及对病因病理的准确把握，找到疾病的根源，并且对进针部位的解剖有准确的把握。在确定进针点后，在进针部位用记号笔做标记，进行局部常规消毒（图 2-15），铺无菌洞巾（图 2-16）。

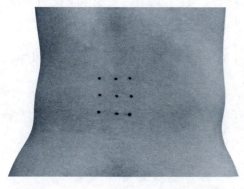
图 2-14 定点

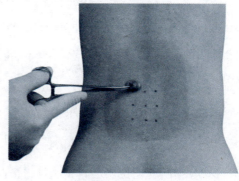
图 2-15 消毒

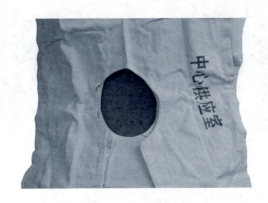

图 2-16　铺无菌洞巾

2. 定向　针刀的针刃有宽度，为避免或减少针刀损伤人体组织结构，应确定刀口线的方向和针体的方向（图 2-17）。一般情况下，刀口线必须与大血管、神经干的走行平行，避免损伤大血管、神经干。如无大血管及神经干，应与肌腱、肌纤维或韧带的走行平行，以尽量减少对正常组织的损伤。绝大部分情况针刀是垂直于皮肤表面进入体内并到达治疗部位的，这符合进刀捷径的原则。还有一种情况是，为了较容易找到体内标志，而将针体调整为某种角度，使针刀先找到体内深部的标志，再将针刀调到治疗部位。

3. 加压分离　在完成定点、定向后，右手拇指、食指捏住针柄，其余三指托住针体，稍加压力但不要刺破皮肤，使进针点处形成一个长形凹陷（图 2-18）。这样，神经、血管就会被挤开并分离在针刃两侧，避免神经、血管损伤。

4. 刺入　当继续加压，针刀的针刃即可穿透皮肤，进入体内（图 2-19）。此时进针点处凹陷基本消失，神经血管即膨起在针体两侧（图 2-20），此时可继续进针到达目标结构，根据需要施行针刀操作。

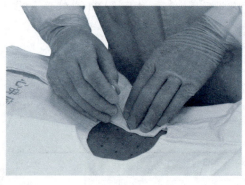
图 2-17 定向

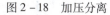
图 2-18 加压分离

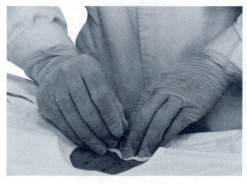
图 2-19 刺入 1

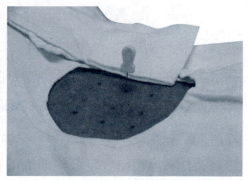
图 2-20 刺入 2

（三）常用的针刀操作方法

1. 提插切割法 当肌肉、肌腱、韧带的纤维和关节囊等软组织发生粘连、挛缩、瘢痕、张力增高等病变时，可将刀口线与肌肉纤维或附近神经、血管平行进针到达病变位置，然后在病变位置一提一插反复进行操作（图 2-21）。提插的幅度一般以达到或刚刚超过病变软组织的厚度为宜。此法可起到松解粘连、减张减压和改善循环、促进局部软组织修复的作用。

2. 纵行疏通法 当粘连发生于肌腱、韧带附着点时，将刀口线和肌肉或韧带走行方向平行刺入患处，当刀口接触骨面时，以进针点作为支点，顺着刀口线方向在一定的幅度内摆动针体，达到纵向的分离效果（图2-22）。

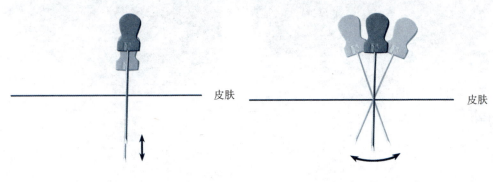

图2-21　提插切割法　　　　　　图2-22　纵行疏通法

3. 横行剥离法　当肌肉、韧带和骨发生粘连，将刀口线和肌肉或韧带走行方向平行刺入患处，当刀口接触骨面时，以进针点作为支点，针体进行与肌肉或韧带走行方向垂直的摆动，用针刃将肌肉或韧带从骨面上铲起，当感觉到针下有松动感时，即出针（图2-23）。纵行疏通与横行剥离相结合，可较彻底的松解粘连组织。两法在剥离上，主要以刀锋及接近刀锋的部分刀体为作用部位。

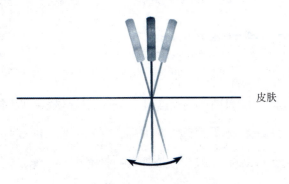

图2-23　横行剥离法

4. 通透剥离法　当某处有范围较大的粘连时，无法进行逐点剥离，在粘连处可取数点进针，进针点都选在肌肉与肌肉的间隙处，或其他软组织相邻的间隙处，以刀锋及刀体为发挥剥离作用的部位，将刀锋及刀体深入至粘连组织的两层之间，刀口线与两层组织的正常间隙平行，以扇形的轨迹予以剥离，将有大片粘连被剥开（图2-24）。

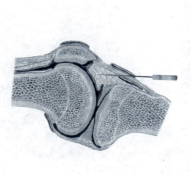
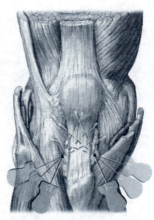

图2-24 通透剥离法

5. **神经触激法** 当神经周围的软组织发生病变，刺激或压迫神经时，可在神经的体表投影处进针，刀口线与神经走行方向平行，慢慢探索进针，当针刀触及神经时，可出现沿神经循行位置的放电感，然后摆动针刀弹拨神经2~3下（图2-25）。神经触激法利用了神经的应激反应，可起到很好的解痉止痛作用。

（四）针刀出针方法

针刀操作完成后，以左手持无菌纱布或无菌棉球按压住针孔的周围，右手捏持针柄将针刀轻

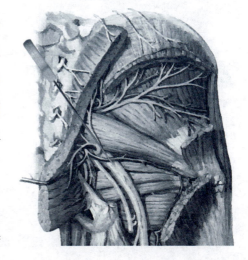

图2-25 神经触激法

捷地拔出体外（图2-26），左手随即按压在针孔上，按压3分钟（图2-27），待确认针孔不出血后，将针孔覆盖无菌纱布（图2-28），取走无菌洞巾，胶布固定无菌纱布即可（图2-29）。

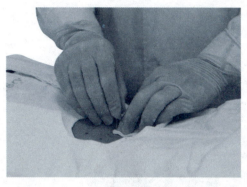
图2-26　左手按压针孔周围，右手拔出针刀

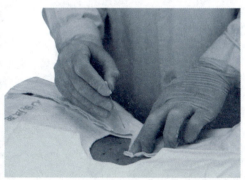
图2-27　左手压迫针孔3分钟

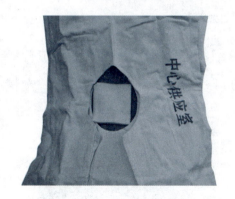
图2-28　覆盖无菌纱布

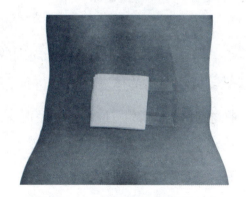
图2-29　胶布固定无菌纱布

第四节　针刀治疗中的体位选择

针刀治疗中的体位选择具有重要意义。正确选取体位，不仅有利于治疗点的选择，而且有利于针刀操作，同时可有效预防和减少针刀治疗并发症的发生，保证针刀临床操作的安全。尤其是对于病情较重、

年老体弱、精神高度紧张、某些特殊部位或肢体畸形的患者,正确地选择体位就更加重要。针刀治疗中体位选择的原则是可以充分暴露治疗部位、便于医生针刀操作以及患者自我感觉舒适且易于保持。

针刀治疗中常用的体位有以下四种:

(一)仰卧位

仰卧位(图2-30)适用于头面、躯干前侧和四肢等部位的操作。根据具体治疗部位的不同可略有变化,如在治疗肘部的肱骨外上髁炎时,可将肘关节屈曲约呈120°,并将手掌朝下;在膝关节前侧或侧方操作时,可将膝下垫一薄枕等(图2-31)。

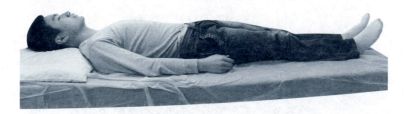

图2-30 仰卧位

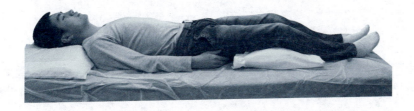

图2-31 仰卧位(膝下垫薄枕)

(二)俯卧位

俯卧位适用于头颈、躯干后侧和四肢等部位的操作(图2-32)。根据具体治疗部位的不同可略有变化,如在腰部操作时,可在腹下垫一薄枕(图2-33);在膝关节后侧或足跟操作时,可在踝下垫一薄枕等(图2-34)。

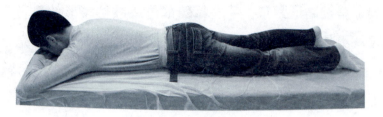

图 2-32 俯卧位

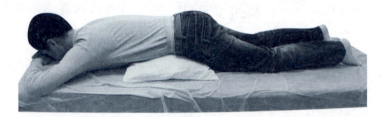

图 2-33 俯卧位（腹下垫薄枕）

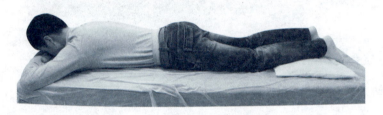

图 2-34 俯卧位（踝下垫薄枕）

（三）侧卧位

侧卧位适用于头侧、肩部、侧胸部、髋部以及下肢外侧的操作（图 2-35）。

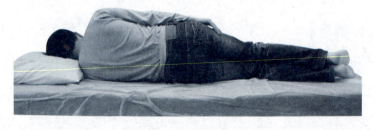

图 2-35 侧卧位

（四）俯伏坐位

俯伏坐位主要适用于头颈、肩背的操作（图2-36）。

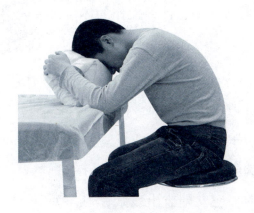

图2-36　俯伏坐位

第五节　针刀治疗中异常情况的处理

（一）晕针

晕针是指在针刀治疗过程中或治疗后半小时左右，患者出现头昏、心慌、恶心、肢冷汗出、意识淡漠的现象。晕针一般与体质因素、精神紧张、刺激量大有关。

一般情况下，晕针本身不会给机体带来器质性损害，如果在晕针出现的早期及时采取应对措施，一般可避免发生严重的晕针现象。

当发生晕针现象时，应立即停止治疗，拔出针刀，扶患者去枕平卧，松开衣带，静卧5~10分钟；严重者给予吸氧，若症状不能缓解或又加重者，应立即急诊处理。

晕针的预防：

1. 对于初次接受针刀治疗的患者或有晕针史的患者，进行针刀治疗前要做好解释工作，打消其顾虑。

2. 医生在治疗时操作手法要稳、准、轻、巧，切忌用力粗暴。

3. 选择患者舒适且易于针刀操作的体位，一般情况下卧位可减少晕针现象的发生。

（二）断针

断针是指在针刀操作过程中，针刀突然折断没入皮下或深部组织里。断针一般是由于针具质量差或反复使用、施术者操作粗暴、患者精神过于紧张肌肉强烈收缩所致。

当发生断针时，应立即拔出残余针刀，医生保持冷静，嘱患者保持原来体位。若断端尚能露出体外，或与皮肤相平或稍低但仍能看到残端时，可用左手拇指、食指下压针孔两侧皮肤，使断端突出皮外，用镊子或止血钳夹持断端，将其拔出体外。若针刀断端完全没入体内，则考虑手术取出。

断针的预防：

1. 一次性针刀勿反复使用。

2. 医生在治疗时操作手法要稳、准、轻、巧，切忌用力粗暴。

（三）出血

针刀刺入体内达到深层病变部位进行松解剥离，而毛细血管无处不在，出血是不可避免的，只要及时按压，一般能很快止血，不会对身体造成影响。但是若刺破较大血管或动脉则会引起较大的出血或造成深部血肿。发生出血的主要原因是由于医生对施术点局部解剖、血管走行的个体差异不熟悉，针刀操作粗暴或未及时按压针孔所致。

当发生出血时，应保持冷静，根据出血的情况及时采取正确的按压止血方法，对于较深部位的血肿，可先做冷敷止血，24小时后，进行局部热敷以促进瘀血的消散和吸收。

出血的预防：

1. 医生应熟悉施术点的解剖，熟悉重要的血管走行。

2. 针刀操作结束后，应及时按压针孔。

3. 操作过程切忌粗暴，在重要血管附近操作时更应谨慎。

（四）周围神经损伤

周围神经损伤是指在针刀操作过程中，由于对神经走行不熟悉，或在治疗神经卡压时神经周围过度松解。

当可能出现周围神经损伤时，应立即停止针刀操作。症状较轻时，可嘱患者休息，一般几天或几个月内可恢复，症状较重，可配合口服神经营养药物，或采取针灸、按摩、理疗等手段促进神经功能的恢复。

周围神经损伤的预防：

1. 医生应熟悉局部解剖，掌握施术点的神经走行。

2. 在神经周围施术时，操作手法应轻柔，勿过度松解。

（五）创伤性气胸

针刀引起创伤性气胸是指针刀刺穿了胸腔且伤及肺组织，气体积聚于胸腔，从而造成气胸，出现胸闷、气短、呼吸困难等现象。创伤性气胸主要是针刀在胸背部操作时进针过深，刺穿了胸膜甚至肺组织所致。

一旦发生气胸，应立即拔出针刀，嘱患者保持心情平静，采取半卧位休息、吸氧等手段。一般漏气量少者，可自然吸收。若漏气量较大，症状较重者，应立即急诊处理。

创伤性气胸的预防主要是在胸背部进行操作时，应熟悉胸腔解剖，并仔细触诊，摸清肋骨等骨性标志，勿进针过深。

第三章 针刀临床病症治疗

第一节 颈椎病

【概述】

颈椎病（cervical spondylosis，CS）又称颈椎综合征，是指颈椎椎间盘组织退行性改变及其继发病理改变累及其周围组织结构（神经根、脊髓、椎动脉、交感神经及脊髓前中央动脉等），并出现与影像学改变相应的临床表现者。颈椎病是中老年人常见病、多发病，有资料显示颈椎病的患病率为3.8%～17.6%，50岁以上人群中97%出现椎间盘退变。随着人口老龄化的发展，颈椎病发病率有不断增高趋势。此外，颈椎病近年来出现低龄化趋势，特别是在长期从事电脑等伏案工作的人群中。针刀从颈部软组织损伤以及由此导致的颈椎力平衡失调认识入手，通过调整颈部软组织恢复颈椎的力学平衡，达到治疗目的。针刀对各种类型的颈椎病均有一定的治疗作用，尤其是对于颈型颈椎病和神经根型颈椎病效果尤为明显。

【临床表现】

一、颈型颈椎病

（一）症状

颈部、肩部及枕部感觉酸胀、疼痛、僵硬等不适，遇寒凉或劳累后加重，休息后可缓解。

（二）体征

颈肩部软组织僵硬、压痛，头颈部活动因疼痛、僵硬而受到限制。

（三）影像学检查

X线可无明显变化，或见颈椎生理曲度变直或消失，颈椎椎体轻度退变。排除椎间盘突出、脊髓受压、骨肿瘤等其他疾病。

二、神经根型颈椎病

（一）症状

具有较典型的根性症状，其范围与受累颈脊神经所支配的区域相一致。主要表现为颈肩部疼痛、僵硬、活动受限，疼痛可放射至2个或3个手指，感觉麻胀不适，后伸或侧屈时症状加重。或伴有头痛、头晕、夜间睡眠障碍。症状重或病程久者，可出现肌力异常、肌肉萎缩等。

（二）体征

颈肩部僵硬、压痛、活动受限，臂丛神经牵拉试验（患者取站位或坐位，头稍前屈，检查者立于患者之患侧，一手推压在患者侧头部，另一手握住患者腕部进行牵拉，两手向反方向用力，见图3-1，若患者出现上肢的反射性疼痛或麻木则为阳性）阳性或椎间孔挤压试验

(患者坐位，头向患侧倾斜并后伸。检查者立于患者后面，以一手扶患者下颌，另一手掌压其头顶，见图3-2，若患者感觉颈部疼痛，且疼痛放射到上肢，即为阳性）阳性。与受累脊神经参与的腱反射早期表现为活跃或亢进，中后期则减弱或消失。

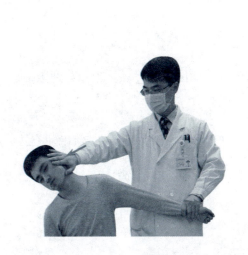

图3-1　臂丛牵拉试验

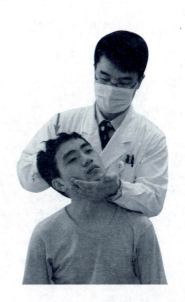

图3-2　椎间孔挤压试验

（三）影像学检查

颈椎X线片可见颈椎生理曲度变直或消失，颈椎椎体退变，椎间孔变窄等。颈椎CT或MRI可见相应神经根受压，且与临床表现相符。排除脊髓受压、骨肿瘤、骨结核等其他疾病。

三、椎动脉型颈椎病

（一）症状

颈性眩晕，可有猝倒发作，并伴有头颅症状，如头痛、耳鸣、听力障碍、视力模糊。

（二）体征

可有颈肩部僵硬、疼痛，旋颈试验（患者坐位，检查者立于患者身后，一手扶其头顶，另一手扶其后颈部，使其头后仰并向左或右旋转45°，约停顿15秒，见图3-3，若出现眩晕、视物模糊、恶心、呕吐等反应则为阳性。检查过程中切忌用力过猛，以防造成患者晕厥）阳性。

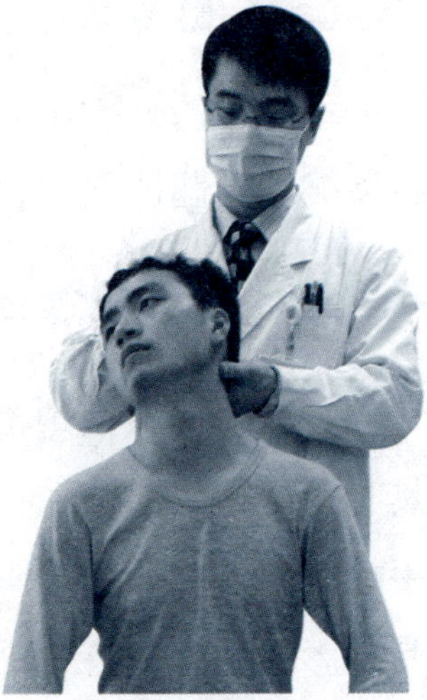

（三）影像学检查

颈椎X线片可见颈椎生理曲度变直或消失，颈椎退变，开口位片可见寰齿间距不对称，寰枕间隙变窄。MRA或椎动脉彩超显示第二段椎动脉（V-Ⅱ）有局限性狭窄或扭曲征。排除眼源性、心源性、脑源性及耳源性眩晕。

图3-3 旋颈试验

四、脊髓型颈椎病

（一）症状

临床上出现颈段脊髓损害的表现，以四肢运动、感觉及反射障碍为主。主要表现为颈部僵硬、疼痛，单侧或双侧肢体麻木、沉重，手持物无力，下肢行走不稳，甚至跛行，双脚踩棉花感，易摔倒。严重者可出现大小便障碍以及束胸感。

（二）体征

上肢或躯干部可出现节段性浅感觉障碍区，深感觉多正常。腱反射异常，早期多为活跃或亢进，后期则减弱或消失。浅反射可减弱或消失。病理征阳性，如Hoffmann征、Barbinski征、髌阵挛和踝阵挛。

（三）影像学检查

颈椎 CT 或 MRI 可见脊髓受压表现，并与临床症状相吻合。排除肌萎缩性脊髓侧索硬化症、脊髓肿瘤、继发性粘连性蛛网膜炎。

五、交感型颈椎病

对交感神经型颈椎病的认识目前有较多分歧。一般认为，临床上具有典型的交感神经功能紊乱的症状，而病因不清，同时有颈肩疼痛、手指麻木，或有头痛头昏、眩晕等椎-基底动脉供血不足的症状，尤其是影像学检查有颈椎病的典型改变，即可诊断。

（一）症状

交感型颈椎病症状繁多，多数表现为交感神经兴奋症状，少数为交感神经抑制症状。

交感神经兴奋症状：头痛或偏头痛为主，可伴有头昏，记忆力减退、注意力不易集中，眼胀、眼花、干涩、睑裂增大、视物模糊、瞳孔散大，心悸、心前区疼痛、胸闷、血压升高、肢体发凉怕冷，局部温度偏低或肢体遇冷时有刺痒感、继而出现红肿或疼痛加重。上胸部、颈部、头面部以及手部表现为多汗或无汗，可为双侧，也可为一侧。恶心、呕吐、腹胀、腹泻、嗳气以及咽部异物感。

交感神经抑制症状：头昏眼花、眼睑下垂、流泪、鼻塞、心动过缓、血压偏低、胃肠蠕动增加或嗳气。

（二）体征

颈部活动多正常、颈椎棘突间或椎旁小关节周围的软组织压痛。可伴有心率、血压等的变化。

（三）影像学检查

颈椎 X 线片可见不同程度的颈椎骨质增生、退行性变、前后纵韧带钙化及生理曲度变直或消失，颈椎不稳。

六、其他型颈椎病

主要包括食管受压型颈椎病、颈椎不稳定（失稳）型颈椎病、脊髓前中央动脉受压型颈椎病。

七、混合型颈椎病

同时合并两种或两种以上类型颈椎病症状者称为混合型。多见于病程久、年龄较大者。

【应用解剖】

（一）颈椎的椎骨及其连结

颈椎由7块椎骨构成，其上端承托颅骨，下端与脊柱胸段相连，是脊柱活动度最大的部位。

其中，第1、2颈椎结构较特殊，第1颈椎又称寰椎，由前弓、后弓和两个侧块组成。寰椎的上、下关节突的关节面均呈凹形。上关节面朝向内上，与枕髁相关节；下关节面朝向内下，与枢椎上关节面相关节（图3-4）。

第2颈椎又称枢椎，突出特征是椎体向上伸出齿突，与寰椎齿突凹相关节。枢椎下关节面是典型的颈椎关节突关节面（图3-5）。颈椎的椎体位于椎骨的前部，呈短圆柱状。颈椎椎体上部凹陷，在其两侧稍后方有唇样翘起称为钩突，与上一椎体的侧方斜坡结合构成椎体侧关节，称钩椎关节，或称Luschka关节。在上下相邻两个椎体之间有椎间盘。椎间盘既可起连结椎体的作用，又可承受压力，缓冲震荡，还有利于脊柱向各方向运动。

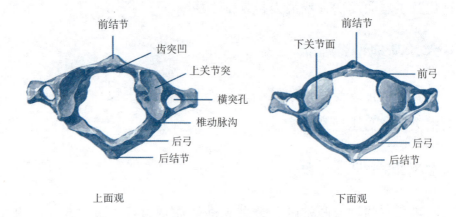

图 3-4 寰椎（第 1 颈椎）结构

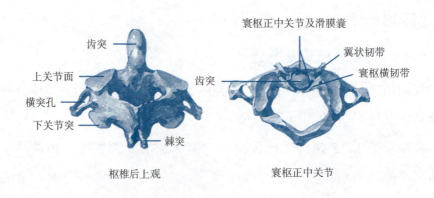

图 3-5 枢椎（第 2 颈椎）结构及寰枢正中关节

椎弓位于椎骨的后部，呈半环形，其上下缘各有一个较狭窄的凹陷称为颈椎骨上切迹和下切迹。相邻椎骨上、下切迹之间形成椎间孔，有脊神经和血管通过。椎体与其后方的椎弓围成椎孔，呈椭圆形或三角形，各椎孔连结成椎管，脊髓在其中间。椎管前壁为椎体、椎间盘和后纵韧带，后壁为椎弓板和黄韧带，侧壁为椎弓根，后外侧为关节突关节。颈椎的突起主要有棘突、横突、上关节突和下关节突。颈椎的棘突在椎弓的正中，向下倾斜，末端分叉。横突短而宽，其上有横突孔，内有椎动脉、椎静脉通过。椎动脉从第 6 颈椎横突孔进入，向上经寰椎横突孔穿出入颅。横突末端有横突前、后结节。前结节为颈前肌起始，后结节为颈后肌起始。两结节之间的深沟为脊神经沟，脊神经从中间通过。关节突有2对。在椎弓根与椎弓板结合处分别向上、下方突起，即上关节突和下关节突。关节面呈卵圆形，接近水平，覆盖有一层透明软骨。关节囊附着于关节软骨的边缘，较为松弛，关节囊外面有关节囊韧带。上位颈椎的下关节突与下位颈椎的上关节突构成关节突关节，又称椎间关节，有引导和限制运动节段运动方向的作用（图3-6）。

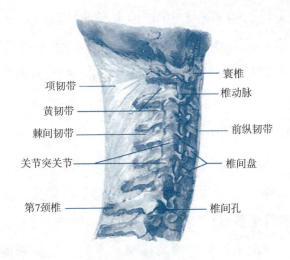

图3-6 颈椎的连结

（二）颈部的肌肉

颈椎椎体及椎间盘没有主动力学行为，后关节决定运动的形式，颈肌是运动的动力，维持着颈椎的动静态平衡。王永红等根据颈部肌肉的起止点及功能的不同，将颈肌分为头-颈肌、颈-颈肌、颈-肩肌、头-肩肌四组。

1. 头-颈肌 主要包括枕下肌，头夹肌，头长肌，头棘肌和头半棘肌。头后小直肌起于寰椎后结节，止于枕骨下项线内1/3；头后大直肌起于枢椎棘突侧面，止于枕骨下项线中 1/3；头上斜肌起于寰椎横突，止于枕骨下项线外 1/3；头侧直肌起于寰椎横突，止于枕骨颈静脉突下面；头前直肌起于寰椎侧块前，止于枕骨；与起于枢椎棘突侧面，止于寰椎横突的头下斜肌（属于颈－颈肌），共同组成脊柱颈段特有的枕下肌群，对枕寰、寰枢关节的稳定性有重要意义。头后大直肌、头上斜肌和头下斜肌形成三角形间隙，称枕下三角，枕动脉及枕下神经由此间隙穿出，枕大神经由头下斜肌的下方穿出。头夹肌起于第 3~7 颈椎项韧带和第 3~6 胸椎棘突，止于枕骨上项线外侧一半和乳突后缘；头长肌起于第 3~6 颈椎横突前结节，止于枕骨下缘；骶棘肌的头棘肌起于第 1 胸椎和第 5 颈椎棘突，止于枕骨项面；头半棘肌起于下段颈椎关节突与上位胸椎横突，止于枕骨上下项线之间，如图 3-7 所示。

2. **颈－颈肌** 主要包括骶棘肌的颈段，棘横间肌，横突间肌及颈长肌。项棘肌、项最长肌起于第 2 胸椎和第 6 颈椎棘突、横突，止于第 4~2 颈椎棘突、横突；项半棘肌起于上位胸椎横突尖，止于上位颈椎棘突尖；多裂肌斜跨于各椎横突与棘突之间；颈长肌起于颈椎横突及上位胸椎前面和侧面，止于颈椎前面及横突。主要作用为伸展颈椎，维护颈椎生理曲度，是保持椎间稳定性最重要的肌肉，如图 3-7 所示。

3. **颈－肩肌** 主要包括颈夹肌，提肩胛肌，大、小菱形肌，前、中、后斜角肌。颈夹肌起于第 3~6 胸椎棘突，止于第 1~3 颈椎横突后结节；肩胛提肌起于第 1~4 颈椎横突后结节，止于肩胛内上角；小菱形肌起于第 6~7 颈椎项韧带，止于肩胛内上缘；大菱形肌起于第 7 颈椎、第 1~4 胸椎棘突，止于肩胛内下缘；前、中、后斜角肌分别起于第 3~6 颈椎、第 1~6 颈椎横突前后结节、第 5~7 颈椎横突后结节，止于第 1 肋骨斜角肌结节、中部及第 2 肋外侧。主要作用为协助颈椎前屈、侧屈及耸肩、缩肩运动，如图3-7所示。

4. 头-肩肌 主要包括颈阔肌，斜方肌及胸锁乳突肌。颈阔肌位于颈部皮下，为薄薄的皮肌，起于胸筋膜，止于口角；胸锁乳突肌起于胸骨柄及锁骨胸端，止于颞骨及乳突；斜方肌起于枕骨结节外侧上项线，项韧带及胸椎棘突，止于肩胛冈、肩峰及锁骨肩峰部，如图3-7所示。

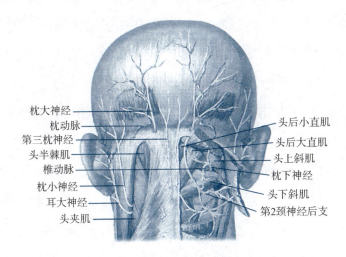

图3-7 枕部的神经、肌肉及血管

（三）颈部的血管

横突前区和椎管内的动脉来自椎动脉、甲状腺下动脉和颈升动脉。横突后方的动脉绝大部分来自颈深动脉，上方有时来自枕动脉降支。

椎动脉是锁骨下动脉的分支，发出后上行依次经过第6~1颈椎横突孔，再上行入颅。根据其行经位置将其分为4段：第1段（颈段）指自锁骨下动脉发出，至进入颈椎横突孔之前的部分。第2段（椎骨段）穿经颈椎横突孔的部分。第3段（枕段）指自环椎横突孔穿出到进入颅腔的部分。第4段（颅内段）指进入颅腔的部分。

枕动脉有4个分支，分别为枕支、胸锁乳突肌支、茎乳动脉和降支。枕支是枕动脉的主干，起自颈外动脉后，向后上经进入项区，至上项线高度，穿胸锁乳突肌与斜方肌附着点之间浅出深筋膜至皮下，与枕大神经伴行分布至枕部。

（四）颈部的神经

颈部的神经包括脑神经和脊神经两部分。

脑神经主要是舌咽神经、迷走神经、副神经和舌下神经。

脊神经共有 8 对，由颈髓发出的前根（运动纤维）和后根（感觉纤维）在同一脊髓节段的椎间孔附近汇合而成。第 1 颈神经自寰枕之间发出，下 7 位的颈神经均自相应椎间孔发出，并按下一椎骨的序列数命名，如第 5～6 颈椎椎体间发出的脊神经称为第 6 颈神经。颈神经穿出椎间孔后即分为 3 支：脊膜支、后支和前支。

颈神经脊膜支又称窦椎神经，在脊神经分为前支与后支之前分出，经椎间孔返回椎管，分布于脊膜、椎骨、韧带、关节囊、后纵韧带及脊髓的血管等。第 1 颈神经后支又称为枕下神经，由第 1 颈神经发出，行于寰椎与椎动脉第三段之间，并穿过枕下静脉丛，呈弧形进入枕下三角，发出终末支支配头后大、小直肌和头上、下斜肌。第 2 颈神经后支为所有颈神经后支中最大者，起于寰枢关节处的第 2 颈神经根，呈弧形绕过头下斜肌下缘返向上走行，并发出内侧支、外侧支、上交通支、下交通支和头下斜肌支，内侧支即枕大神经。第 3 颈神经后支向背侧穿过横突间骨纤维孔进入横突间区，并发出内侧支、外侧支和交通支，其内侧支进入上下关节突关节之间的骨纤维管并发出 2 条内侧支，一支是内侧浅支，又被称为第 3 枕神经，另一支为内侧深支。第 4～8 颈神经的后支在颈部均呈横向略向外下方走行，绕过相应的椎间关节后分为内侧支及外侧支。颈神经前支相互连结组成颈丛和臂丛。颈丛由第 1～4 颈脊神经前支组成，发出以感觉为主的 4 支皮神经和膈神经。枕小神经在胸锁乳突肌后缘中点附近浅出，然后沿着胸锁乳突肌后缘向上走行达枕部皮肤。耳大神经在胸锁乳突肌后缘中点附近浅出，然后与胸锁乳突肌纤维成45°角斜行或横行越过该肌前上方走行至耳下，分布于耳垂及耳后皮肤。颈横神经由胸锁乳突肌后缘向前分成数支达颈部皮肤。锁骨上神经由臂丛向后下方行走，止于胸部和肩部皮肤。膈神经沿前斜角肌下行，穿过锁骨下动、静脉之间降至膈肌中心腱附近到达膈肌。臂丛由第5~8颈神经前支和第1胸神经前支组成。在锁骨平面以上相互连结组成上、中、下三干，第5、6颈脊神经根组成上干，第7颈脊神经根组成中干，第8颈神经根、第1胸神经根组成下干。每干又分为前、后两支，上干和中干的前支构成外侧索，下干的前支延续为内侧索，上、中、下三干的后支组成后索。外侧索向下构成肌皮神经，内侧索向下构成尺神经，外侧索、内侧索各分一股，合成正中神经，后索向下构成桡神经。

颈交感干位于颈椎前外方和颈动脉鞘的后方，每侧通常各有3~4个神经节，分别称颈上、颈中和颈下神经节。颈上神经节是最大的一个神经节，呈梭形或扁圆形。位于第2、3颈椎横突的水平，前面覆盖椎前筋膜和颈内动脉，后方有颈长肌及其筋膜。颈中神经节位于第6颈椎水平，形态不定，偶尔缺如。颈下神经节位于第7颈椎横突与第1肋骨头之间。颈下神经节与第1胸神经节组成较大的星状神经节，其节后纤维形成与椎动脉伴行的椎神经。颈部交感神经分布广泛并与头面颈及心脏等许多脏器有分支联系，当颈部外伤或患有颈椎病刺激交感神经时，可引起非常复杂的临床症状。

【治疗】

根据针刀医学的慢性软组织损伤的病因病理学理论以及骨质增生的病因病理学理论，颈椎病包括两大病因病理学因素，一是由于外伤或劳损造成颈部的软组织痉挛、粘连、挛缩、瘢痕等病理改变，使颈部软组织动态平衡失调；二是由于颈部软组织动态平衡失调导致的颈椎骨质增生、颈椎间盘突出、颈椎小关节紊乱，使颈椎关节力平衡失调。这两大因素综合起来，刺激或压迫颈部的神经、血管，从而引起临床症状。且两大因素相互影响，形成恶性循环，使颈椎病不断发展，症状逐渐加重。针刀治疗针对颈部的软组织病变，通过对颈部肌肉、韧带、关节囊等的松解治疗，可松解粘连、解除痉挛、降低软组织张力、促进局部血液循环，使软组织恢复正常的动态平衡，进而降低颈椎椎体、椎间关节和椎间盘所承受的应力，打破两大因素之间的恶性循环，减轻其对神经和血管的刺激或压迫，达到治疗目的。

（一）针刀治疗

患者采用俯卧位或俯伏坐位，结合患者的影像学改变，在枕部、颈椎棘突及其间隙、两侧关节突关节和肩胛骨内上角等处进行触诊，在有压痛点的位置用记号笔标记（图3-8），进行常规消毒、铺洞巾，医生戴无菌手套，先用0.5%的利多卡因进行局部麻醉，然后选用Ⅰ型4号针刀进行治疗。

1. 枕外隆突下缘处的操作 医生右手持针刀，刀口线与身体纵轴平行，刀体与颅底骨面垂直加压、刺入（图3-8）。针刀依次通过皮肤、皮下组织、项韧带，到达颅底下项线骨面，先提插切割3~5下，并做纵行疏通和横行剥离，针刀下有松动感后退出针刀。操作时刀口切不可沿下颌方向深刺，以免进入椎管，损伤脊髓。

2. 枕下三角处的操作 可选3~4点，一般在下项线选择1~2点，加寰椎横突点和枢椎棘突点（图3-8）。下项线可参照枕外隆突下缘处操作。寰椎横突点操作：医生以左手拇指指甲按在横突的外侧端，右手持针刀紧贴左手拇指指甲，刀口线与躯干纵轴平行，刀体与皮面垂直加压、刺入。针刀依次通过皮肤、皮下组织、胸锁乳突肌，到达横突外侧端，提插切割2~3下，针刀下有松动感后退出针刀。操作时提插幅度不宜太大，刀口切不可偏离横突外侧端，以免损伤椎动脉。枢椎棘突点操作：医生以左手拇指指甲按在棘突上，右手持针刀紧贴左手拇指指甲，刀口线与躯干纵轴平行，刀体与皮面垂直加压、刺入。针刀依次通过皮肤、皮下组织、项韧带，到达棘突定点，刀口稍向治疗侧倾斜，在棘突侧面提插切割2~3下，针刀下有松动感后退出针刀。操作时提插幅度不宜太大，且不可向上倾斜，以免进入椎管，损伤脊髓。

3. **第3~7颈椎棘突的操作** 医生右手持针刀，刀口线与身体纵轴平行，刀体与皮面垂直加压、刺入。针刀依次通过皮肤、皮下组织、项韧带，到达棘突定点（图3-8），先提插切割3~5下，并做纵行疏通和横行剥离，针刀下有松动感后退出针刀。操作时刀口切不可偏离棘突骨面。

4. **第3~7颈椎棘突间的操作** 医生右手持针刀，刀口线与身体纵轴平行，刀体与皮面垂直加压、刺入。针刀依次通过皮肤、皮下组织、项韧带，到达棘间韧带，调转刀口线90°，提插切割3~5下，针刀下有松动感后退出针刀。操作时深度不可过深。

5. **关节突关节处的操作** 医生右手持针刀，刀口线与身体纵轴平行，刀体与皮面垂直加压、刺入。针刀依次通过皮肤、皮下组织、斜方肌、头颈夹肌、头半棘肌、颈回旋肌，到达关节突关节（图3-8），调转刀口线约90°，提插切割3~5下，以松解各层肌肉和关节突关节囊，针刀下有松动感后退出针刀。操作时动作宜轻柔，不可过猛，同时应注意询问患者感觉，若患者有触电感，应及时调整刀口位置，避免损伤颈部神经。

6. **肩胛骨内上角的操作** 医生右手持针刀，刀口线与肩胛提肌纵轴平行，刀体与皮面垂直加压、刺入。针刀依次通过皮肤、皮下组织、斜方肌、肩胛提肌，到达肩胛骨内上角骨面（图3-8），先提插切割3~5下，并做纵行疏通和横行剥离，针刀下有松动感后退出针刀。操作时刀口切不可偏离肩胛骨内上角骨面，以免引起气胸。

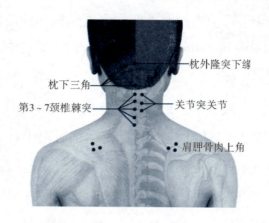

图3-8　颈椎病针刀治疗位置示意图

针刀操作结束后按压针眼3分钟，确认无出血后，用无菌纱布覆盖、包扎。

本病一般间隔7天行1次针刀治疗，5次为1个疗程。

一般来说，针刀治疗主要适用于颈型颈椎病、神经根型颈椎病以及压迫程度较轻的脊髓型颈椎病，对于椎动脉型颈椎病和交感神经型颈椎病有时也可起到较为满意的疗效，但疗效不稳定，有部分患者效果不理想。对于压迫程度较重的脊髓型颈椎病首先建议手术治疗，以免颈髓发生不可逆改变。而食管受压型、颈椎不稳定（失稳）型、脊髓前中央动脉受压型颈椎病针刀无明确治疗作用，建议暂不应用。

（二）手法治疗

颈椎扳法：患者仰卧位，医生拿揉放松患者颈项部肌肉3~5分钟（图3-9），然后医生一手托住患者后枕部并将患者头抬起，另一手扶抱患者下颌并将患者头部扳向一侧，待转到极限处，双手协同瞬间用力（图3-10），此时通常可听到"咔咔"声，术毕。左右各1次。此法适用于大多数颈椎病患者，脊髓型颈椎病应慎用。

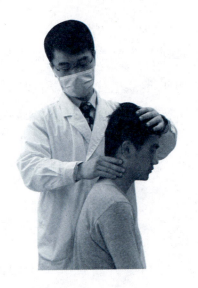
图3-9 拿揉颈椎

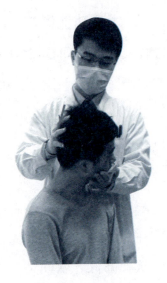
图3-10 颈椎扳法

颈椎压弹法：患者俯卧，下颌部超出床沿。助手双手压住患者肩背部，患者稍抬头，医生左手垫于患者下颌部，右手下压后枕部，和助手形成对颈后部位的对抗牵引。约1分钟后，右前臂突然瞬间用力，弹拉后枕部1~2次（图3-11）。注意不可用力过猛，以免造成医源性损伤。主要适用于寰枕间隙变窄的患者。

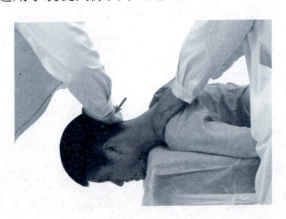
图3-11 颈椎压弹法

(三)术后功能锻炼

患者术后 24 小时可行头颈部运动功能锻炼:站立位,两腿自然分开,与肩同宽,两手插腰,做颈部的主动屈伸、左右侧倾以及环转运动。每组 10 次,重复 3~6 组。注意动作要柔和缓慢、到位,动作不可过猛、过大。

【注意事项】

1. 嘱患者注意保暖,避免寒凉刺激。

2. 注意休息,纠正不良姿势,避免长时间伏案工作。

3. 选择高低、软硬适宜的枕头,尽量平卧,并将枕头垫于颈部,以保持颈椎的生理曲度。

4. 神经根型颈椎病应避免患侧卧位,脊髓型颈椎病尤其要注意避免乘车时颈椎的猛烈甩动。

5. 可配合颈部理疗或颈部按摩,以放松颈部肌肉。

第二节 颈源性头痛

【概述】

颈源性头痛(cervicogenic headache,CEH)是临床头痛的常见原因,由颈部软组织损伤或颈椎骨性病变引起的以慢性、单侧头痛为主要临床表现的综合征。随着社会的进步,学习、工作节奏和方式的改变,长时间的伏案工作以及电脑的使用,颈源性头痛的发病率逐年增加,且低龄化趋势明显,普通人群的发病率在 0.5%~4.0%,慢性头痛的患者约有 15%~20% 的可能是颈源性头痛。颈源性头痛以女性多见,女性的患病率至少为男性的 2 倍。颈源性头痛的发病机制尚未完全清楚，因此，西医治疗基本上是对症治疗，主要采用药物、神经阻滞、脉冲射频等治疗方法，中医则主要采用中药、针灸、推拿、拔罐等治疗方法。近年来，针刀治疗该病取得了较好的疗效，且效果持久，成为临床治疗颈源性头痛的一种可靠方法。

【临床表现】

（一）症状

1. 间歇性或持续性头痛（初起多呈单侧）同时伴有同侧颈枕部或（及）肩部疼痛酸困、僵硬。
2. 颈部活动和（或）头部维持于特定体位时，头痛症状加重。
3. 疼痛呈深在的钝痛，无搏动性，以枕颞部为重。
4. 患侧的颈部、肩部或上肢呈非根性疼痛，或偶有上肢根性疼痛症状。
5. 可伴有恶心、呕吐、畏光、视力模糊、眩晕。

（二）体征

1. 颈部活动范围受限。
2. 颈部肌肉紧张，压痛明显，压迫患侧上颈部或枕部时，头痛症状加重或向同侧头部放射。
3. 枕神经阻滞后疼痛减轻。

（三）影像学检查

颈椎 X 线片可见颈椎骨质增生，椎间孔变窄；生理曲度变直，甚至反弓；寰枕间隙变窄；寰齿间距不对称。同时排除颈部肿瘤、结核等引起的头痛。

【应用解剖】

颈部的一般解剖详见颈椎病一节。本节主要介绍与本病相关的枕部颈神经的分布及走行（图 3 – 12）。

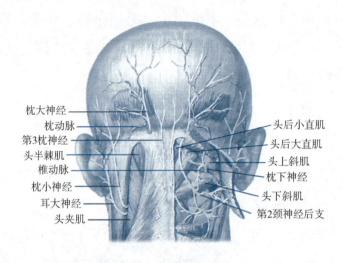

图 3 – 12　枕部的神经血管

第 1 颈神经后支：又称为枕下神经，第 1 颈神经自脊髓发出后，行于寰椎后弓的椎动脉沟中，且位于椎动脉的下方，在寰椎后弓上方与椎动脉之间穿行寰枕后膜，并于椎动脉沟的外侧分为前支和后支，后支即为枕下神经。其呈弧形进入枕下三角，分为肌支和皮支，肌支支配头后大、小直肌和头上、下斜肌、头半棘肌、寰枕后膜，皮支分布于颅后下部皮肤。枕下诸肌、寰枕后膜以及寰枕关节周围组织的损伤、痉挛，均可压迫枕下神经，导致一系列症状。

第 2 颈神经后支：第 2 颈神经后支粗大，为所有颈神经后支中最大者，起于寰枢关节处的第 2 颈神经根，呈弧形绕过头下斜肌下缘与胸锁乳突肌在颅骨起始纤维处穿出，并发出内侧支、外侧支、上交通支、下交通支和头下斜肌支，内侧支即枕大神经，枕大神经向后内上，穿过头半棘肌，继续斜向外上，在斜方肌腱膜深面潜行，经腱膜孔穿出斜方肌腱膜及颈部深筋膜达皮下，分成数支，与枕动静脉的分支伴行，分布于上项线至颅顶部的皮肤。枕大神经在深层行于肌间或穿过肌肉组织，环境比较宽松，不易形成卡压。当穿出斜方肌腱膜和深筋膜时，可见有大量的腱纤维和筋膜束从不同方向缠绕神经和血管，紧贴枕骨膜，不易分离，形成易被固定卡压的部位。

第3颈神经后支：向背侧穿过横突间骨纤维孔进入横突间区，并发出内侧支、外侧支和交通支，其内侧支进入上下关节突关节之间的骨纤维管并发出2条内侧支，一支为内侧深支，另一支是内侧浅支，又被称为第3枕神经，先走行于头下斜肌、头后大直肌、颈半棘肌、第1颈椎棘突与头半棘肌之间，穿头半棘肌、头夹肌及斜方肌浅出至皮下，分布于枕大神经内侧的枕部皮肤。

颈神经前支相互连结组成颈丛和臂丛。颈丛由第1~4颈神经前支组成，发出以感觉为主的4支皮神经和膈神经。枕小神经是颈丛的皮支之一，起自第2颈神经，有时有第3颈神经分支参加，在胸锁乳突肌后缘中点附近浅出，然后沿着胸锁乳突肌后缘向上走行，至接近乳突处穿出颈深筋膜，继续上行至耳后，分布于头侧面后部皮肤，分出耳支支配耳廓上部后面皮肤。耳大神经也是颈丛的皮支之一，起自第2、3颈神经，在胸锁乳突肌后缘中点附近浅出，穿过颈深筋膜至颈阔肌深面，在胸锁乳突肌浅面伴随颈外静脉朝向耳垂上行，分布于胸锁乳突肌上部浅面、耳后、耳廓下部前后面及腮腺区的皮肤。

【治疗】

根据针刀医学关于慢性软组织损伤的病因病理学理论以及骨质增生的病因病理学理论，颈源性头痛主要是由于外伤或劳损造成颈部特别是后枕部的软组织痉挛、粘连、挛缩、瘢痕等病理改变，使颈枕部软组织动态平衡失调，同时由于颈部软组织动态平衡失调导致的颈椎骨质增生、颈椎间盘突出、颈椎小关节紊乱，使颈椎关节力平衡失调。这两大因素综合起来，刺激或卡压颈枕部的神经、血管，从而引起相应的临床症状。

针刀通过松解颈枕部的压痛点，以及瘢痕、条索、结节、变硬等病变组织，可直接切开增厚的结缔组织，切断部分横行腱弓，分离粘连，将卡压或牵拉神经的病变软组织松解开，解除神经的卡压，达到通则不痛的目的。同时针刀的微创刺激，有利于炎性代谢产物的消散、吸收，使疼痛减轻。辅以针刀术后手法治疗可以进一步松解粘连、矫正颈椎关节的错位、错缝，起到疏通经络、调理气血、祛风散寒的作用，提高针刀治疗的疗效，以及防止头痛的复发。

（一）针刀治疗

患者采用俯卧位或俯伏坐位，结合患者的症状、体征以及影像学改变，主要在枕部神经穿出腱膜和深筋膜处进行触诊，寻找压痛点或Tinel征触发点，同时参照颈椎病的治疗在颈椎棘突及其间隙、两侧关节突关节和肩胛骨内上角等处进行触诊，在有压痛点的位置用记号笔标记（图3-13），进行常规消毒、铺洞巾，医生戴无菌手套，先用0.5%的利多卡因进行局部麻醉，然后选用Ⅰ型4号针刀进行治疗。

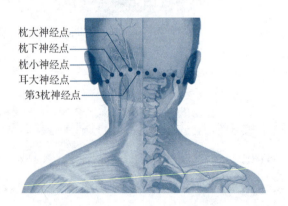

图3-13 颈源性头痛针刀治疗位置示意图

1. 枕大神经点的操作 此点约位于枕外隆凸与乳突尖连线的中、

内 1/3 交界处（图 3 - 13）。因其与枕动脉伴行，操作时，应先用指腹在该处轻轻触诊，触及动脉搏动后，医生右手持针刀，避开枕动脉，刀口线与身体纵轴平行，刀体与颅骨骨面垂直加压、刺入。针刀依次通过皮肤、皮下组织、斜方肌腱膜，到达颅骨骨面，先提插切割 3~5 下，并做纵行疏通和横行剥离，针刀下有松动感后退出针刀。操作时动作应轻柔，并注意询问患者感受，如患者有触电感，应向侧方稍移刀口再操作。

2. **枕小神经点的操作**　此点约位于乳突后缘（图 3 - 13）。操作时，医生右手持针刀，刀口线与身体纵轴平行，刀体与颅骨骨面垂直加压、刺入。针刀依次通过皮肤、皮下组织、颈深筋膜，到达颅骨骨面，先提插切割 3~5 下，并做纵行疏通和横行剥离，针刀下有松动感后退出针刀。操作时动作应轻柔。

3. **第 3 枕神经点的操作**　此点约位于枕外隆凸侧下方（图 3 - 13）。操作时，医生右手持针刀，刀口线与身体纵轴平行，刀体与颅骨骨面垂直加压、刺入。针刀依次通过皮肤、皮下组织、斜方肌，到达颅骨骨面，先提插切割 3~5 下，并做纵行疏通和横行剥离，针刀下有松动感后退出针刀。操作时动作应轻柔。

4. **耳大神经点的操作**　此点约位于胸锁乳突肌后缘中点（图 3 - 13）。操作时，医生右手持针刀，刀口线与身体纵轴平行，刀体与皮肤表面垂直加压、刺入。针刀依次通过皮肤、皮下组织、颈深筋膜，到达胸锁乳突肌后缘中点，先提插切割 3~5 下，针刀下有松动感后退出针刀。操作时动作应轻柔，不可过深，穿过深筋膜即可。

5. **枕下神经点的操作**　此点位于胸锁乳突肌与斜方肌之间，约相当于风池穴处（图 3 - 13）。操作时，医生右手持针刀，刀口线与身体纵轴平行，刀体与颅骨骨面垂直加压、刺入。针刀依次通过皮肤、皮下组织、颈深筋膜、肌腱膜,到达颅骨骨面,先提插切割3~5下,并做纵行疏通和横行剥离,针刀下有松动感后退出针刀。操作时动作应轻柔,出针后用力按压针孔,防止出血。

针刀操作结束后按压针眼3分钟,确认无出血后,用无菌纱布覆盖、包扎。

本病一般间隔7天行1次针刀治疗,3~5次为1个疗程。

除上述治疗点外,如患者颈椎棘突及棘间、关节突关节等处有压痛点,也可参照颈椎病的治疗方案进行治疗。

(二) 手法治疗

颈椎扳法:患者仰卧位,医生拿揉放松患者颈项部肌肉3~5分钟,然后医生一手托住患者后枕部并将患者头抬起,另一手扶抱患者下颌并将患者头部扳向一侧,待转到极限处,双手协同瞬间用力(图3-14),此时通常可听到"咔咔"声,术毕。左右各1次。

局部弹拨:患者坐位,医生一手扶住患者额头,以另一手拇指指腹弹拨颈枕部压痛点,每个点5~10次。

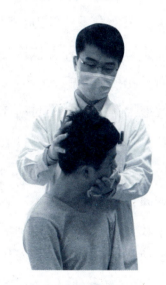

图3-14 颈椎扳法

(三) 术后功能锻炼

患者术后24小时可行头颈部运动功能锻炼:站立位,两腿自然分开,与肩同宽,两手插腰,做颈部的主动屈伸运动。每组10次,重复3~6组。注意动作要柔和缓慢、到位,动作不可过猛、过大。

【注意事项】

1. 嘱患者注意保暖,避免寒凉刺激。

2. 注意休息,纠正不良姿势,避免长时间伏案工作。

3. 选择高低、软硬适宜的枕头,尽量平卧,并将枕头垫于颈部,以保持颈椎的生理曲度。

4. 可配合颈部理疗或颈部按摩,以放松颈部肌肉。

第三节 颈源性眩晕

【概述】

颈源性眩晕(cervical vertigo)是由于颈部软组织损伤、寰枕筋膜挛缩、小关节错位以及颈椎不稳等因素引起的以眩晕为主要临床表现的综合征。其特点是眩晕的发生和头部的活动密切相关,如头颈部前屈后伸及左右转动时突发眩晕,一般持续时间较短,常伴有头痛、颈僵、颈肩痛。颈源性眩晕发病率高,在临床十分多见,但由于对本病的认识尚未清楚,诊断及治疗较为棘手,缺乏公认有效的治疗方法,患者深受其苦,严重影响工作和生活。目前,学术界对其发病机制主要有椎动脉压迫学说、交感神经刺激学说、颈椎不稳学说、颈部运动感受器的本体感觉传入错乱学说。针刀疗法的出现为颈源性眩晕的治疗开辟了一条新的途径,针刀治疗本病从调整颈部软组织的动态平衡和颈椎的力学平衡入手,临床上取得了较为满意的疗效。

【临床表现】

(一)症状

1. 眩晕,特点为一过性、发作性,常在变换体位或颈后仰、旋转时诱发，严重时可伴恶心、呕吐，行走不稳或猝倒。

2. 颈肩部僵硬、疼痛，颈部活动受限，压痛，有时出现上肢麻痛。

3. 交感神经症状，如头痛、耳鸣、听力障碍、视力疲劳、视物模糊、咽部异物感、面部烘热、多汗、眼鼻发干、忧郁焦虑、精力不集中。

（二）体征

可有颈肩部肌肉痉挛、僵硬、压痛，旋颈试验（患者坐位，检查者立于患者身后，一手扶其头顶，另一手扶其后颈部，使其头后仰并向左或右旋转45°，约停顿15秒，如图3-15所示，若出现眩晕、视物模糊、恶心、呕吐等反应则为阳性。检查过程中切忌用力过猛，以防造成患者晕厥）阳性。

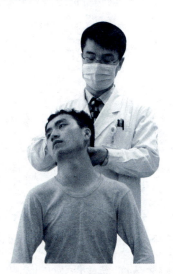

图3-15 旋颈试验

（三）影像学检查

颈椎X线片可见颈椎生理曲度变直或消失，颈椎退变、不稳，椎间隙变窄，钩椎关节变形，项韧带钙化，骨桥形成，开口位片可见寰齿间距不对称，寰枕间隙变窄。MRA或椎动脉彩超显示第二段椎动脉（V-Ⅱ）有局限性狭窄或扭曲征。排除眼源性、心源性、脑源性及耳源性眩晕。

【应用解剖】

颈部的一般解剖详见本章第一节颈椎病。本节主要介绍与颈源性眩晕密切相关的椎动脉、颈部交感神经以及枕下三角的解剖。

椎动脉左右各一，起始于锁骨下动脉，向上行于前斜角肌和颈长肌之间，然后穿经第6~1颈椎的横突孔上行，从寰椎横突孔穿出后，椎动脉绕过寰椎侧块，经过寰椎后弓上的椎动脉沟，抵达寰枕后膜下方，形成了一个与颈内动脉相似的虹吸状弯曲，最后穿过寰枕后膜和硬脑膜经枕骨大孔入颅。在桥脑下方双侧椎动脉汇合成基底动脉，并在此前由椎动脉发出分支合成脊髓前动脉，沿脊髓前正中裂下行（图3-16）。椎-基底动脉系统主要供应脑干、小脑、颞叶下面和枕叶内侧面皮质的血液。位于脑干的前庭系统对缺血非常敏感，因此椎-基底动脉系统供血不足时，眩晕常常是首发的甚至是唯一的症状。椎动脉根据行经位置分为4段：第1段（颈段）指自锁骨下动脉发出，至进入颈椎横突孔之前的部分。第2段（椎骨段）穿经颈椎横突孔的部分。第3段（枕段）指自环椎横突孔穿出到进入颅腔的部分。第4段（颅内段）指进入颅腔的部分。

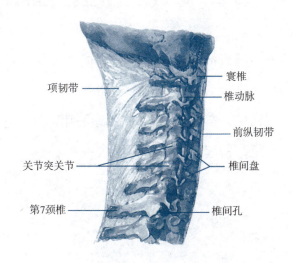

图3-16 椎动脉的解剖

颈交感干位于颈椎前外方和颈动脉鞘的后方，每侧通常各有3~4个神经节，分别称颈上、颈中和颈下神经节。颈上神经节是最大的一个神经节，呈梭形或扁圆形，位于第2、3颈椎横突的水平，前面覆盖椎前筋膜和颈内动脉，后方有颈长肌及其筋膜。颈中神经节位于第6颈椎水平，形态不定，偶尔缺如。颈下神经节位于第7颈椎横突与第1肋骨头之间。颈下神经节与第1胸神经节组成较大的星状神经节。研究表明，发自颈交感神经干和颈神经的神经分支在椎动脉周围相互吻合，呈袢状围绕在椎动脉周围，其细小的分支终止于椎动脉外膜形成了椎动脉本身的神经丛——椎动脉丛。当其受到如横突孔狭窄、相邻结构骨赘增生等病理刺激时，可引起交感神经兴奋，从而导致椎动脉痉挛，供血不足。

枕下三角位于枕骨粗隆两侧，是由头后大直肌、头上斜肌与头下斜肌构成的三角形区域。头后大直肌起于枢椎棘突侧面，向上外行止于枕骨下项线中1/3；头上斜肌起于寰椎横突，止于枕骨下项线外1/3；头下斜肌起于枢椎棘突侧面，向外斜行止于寰椎横突。围成枕下三角的肌肉是有一定宽度的，所以其内、外界就分别围出两个三角形。内界围成的三角形深面是寰椎后弓、椎动脉第3段水平部、椎静脉丛（图3-17）。而外界围成的三角形深面除上述内容外，还有枕动脉的降支、枕小神经、耳大神经和枕大神经。当组成枕下三角的诸肌因劳损、损伤等发生痉挛、粘连、挛缩等改变时，就可刺激和压迫其间走行的椎动脉，造成供血不足，引起眩晕等临床症状。

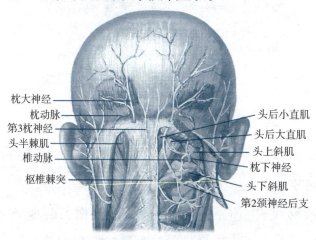

图3-17　枕下三角的解剖

【治疗】

根据针刀医学关于慢性软组织损伤的病因病理学理论以及骨质增生的病因病理学理论，颈源性眩晕主要是由于颈部软组织动态平衡失调和颈椎小关节力平衡失调导致病变组织直接压迫椎动脉和（或）颈部交感神经受到刺激，使椎－基底动脉供血不足，造成眩晕。或颈部本体感受器传入信息紊乱，使中枢神经对前庭和视觉信号的分析产生错误，空间定位受影响，从而产生头晕或失稳的感觉。

针刀通过松解颈枕部软组织，尤其是枕下三角，以及颈椎关节突关节囊，恢复颈部软组织的动态平衡和颈椎小关节的力学平衡，从而解除椎动脉受到的压迫以及对颈部交感神经的刺激，恢复颈部本体感受器的信息传入，从而解除产生眩晕的根本原因，达到治疗目的。

（一）针刀治疗

患者采用俯卧位或俯伏坐位，结合患者的症状、体征以及影像学改变，主要在枕下三角及关节突关节等处进行触诊，在有压痛点的位置用记号笔标记（图3-18），进行常规消毒、铺洞巾，医生戴无菌手套，先用0.5%的利多卡因进行局部麻醉，然后选用Ⅰ型4号针刀进行治疗。

1. **枕下三角处的操作**　可选3~4点，一般在下项线选择1~2点，加寰椎横突点和枢椎棘突点（图3-18）。

2. **下项线点操作**　医生右手持针刀，刀口线与身体纵轴平行，刀体与颅底骨面垂直加压、刺入（图3-18）。针刀依次通过皮肤、皮下组织、筋膜或腱膜，到达颅底下项线骨面，先提插切割3~5下，并做纵行疏通和横行剥离，针刀下有松动感后退出针刀。操作时刀口切不可沿下颌方向深刺，以免进入椎管，损伤脊髓。

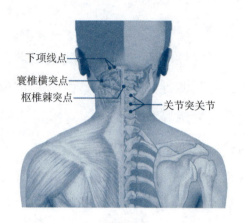

图 3-18　颈源性眩晕针刀治疗位置示意图

3. 寰椎横突点操作　医生以左手拇指指甲按在横突的外侧端（图 3-18），右手持针刀紧贴左手拇指指甲，刀口线与躯干纵轴平行，刀体与皮面垂直加压、刺入。针刀依次通过皮肤、皮下组织、胸锁乳突肌，到达横突外侧端，提插切割 2~3 下，针刀下有松动感后退出针刀。操作时提插幅度不宜太大，刀口切不可偏离横突外侧端，以免损伤椎动脉。

4. 枢椎棘突点操作　医生以左手拇指指甲按在棘突上（图 3-18），右手持针刀紧贴左手拇指指甲，刀口线与躯干纵轴平行，刀体与皮面垂直加压、刺入。针刀依次通过皮肤、皮下组织、项韧带，到达棘突定点，刀口稍向治疗侧倾斜，在棘突侧面提插切割 2~3 下，针刀下有松动感后退出针刀。操作时提插幅度不宜太大，且不可向上倾斜，以免进入椎管，损伤脊髓。

5. 关节突关节处的操作　医生右手持针刀，刀口线与身体纵轴平行，刀体与皮面垂直加压、刺入。针刀依次通过皮肤、皮下组织、斜方肌、头颈夹肌、头半棘肌、颈回旋肌，到达关节突关节（图 3-18），调转刀口线约 90°，提插切割 3~5 下，以松解各层肌肉和关节突关节囊，针刀下有松动感后退出针刀。操作时动作宜轻柔，不可过猛，同时应注意询问患者感觉，若患者有触电感，应及时调整刀口位置，避免损伤颈部神经。

针刀操作结束后按压针眼 3 分钟，确认无出血后，用无菌纱布覆盖、包扎。

本病一般间隔 7 天行 1 次针刀治疗，3~5 次为 1 个疗程。

除上述治疗点外，如患者颈椎棘突及棘间、肩胛内上角等处有压痛点，也可参照颈椎病的治疗方案进行治疗。

（二）手法治疗

参照颈椎病手法进行治疗。

（三）术后功能锻炼

参照颈椎病术后功能锻炼。

有颈椎病不稳者可配合颈部静力性对抗训练：取站立位或坐位，先双手交叉抱于前额，头部向前与双手对抗用力，坚持 10 秒钟，休息 2 秒，反复训练 10 次。然后双手交叉抱于后枕部，头部向后与双手对抗用力，坚持 10 秒钟，休息 2 秒，反复训练 10 次。

【注意事项】

1. 嘱患者注意保暖，避免寒凉刺激。

2. 注意休息，纠正不良姿势，避免长时间伏案工作。

3. 选择高低、软硬适宜的枕头，尽量平卧，并将枕头垫于颈部，以保持颈椎的生理曲度。

4. 可配合颈部理疗或颈部按摩，以放松颈部肌肉。

第四节 肩胛提肌损伤

【概述】

肩胛提肌损伤（levator scapulae muscle strain）又称为肩胛提肌综合征，是临床较为常见的一种颈肩部软组织损伤疾病，临床以肩背部及项部疼痛不适、有酸重感，严重时影响颈肩及上肢活动为主要表现。慢性发病者为多，常反复发作、经久不愈。中青年患者居多，患者多有长期使用电脑或伏案工作史。本病往往被笼统地诊断为颈部损伤、肩颈痛、肩胛痛，也有被误诊为颈椎病、肩周炎或落枕等。针刀治疗主要适用于慢性肩胛提肌损伤。

【临床表现】

（一）症状

慢性肩胛提肌损伤主要表现为颈肩背部酸胀疼痛、沉重不适，可向头颈部或肩背部放散，严重者可见颈部活动受限，或患侧耸肩畸形。多累及单侧，亦可双侧受累。疼痛部位以肩胛骨内上角最为明显，伴有颈部肌肉僵硬，耸肩或活动肩关节，肩胛骨内上方可有弹响声。低头、受凉或提拿重物时症状加重。病久者可有头痛、头晕、心烦等症状。

（二）体征

在肩胛提肌体表投影范围内有明显的压痛点，主要分布在肩胛骨内上角、肩胛提肌抵止前的肋骨面以及第1~4颈椎横突部的后结节上，尤以肩胛骨内上角最为多见。触诊可感组织紧张、僵硬，并伴有硬结和条索状物，活动肩关节，肩胛骨内上角有摩擦音，重按弹拨有弹响声。让患者尽力后伸患侧上肢，上提并内旋肩胛骨，可使疼痛加剧，或根本不能完成此动作。

（三）影像学检查

颈胸椎X线检查排除骨性病变。排除内脏病变引起的肩部牵涉痛。

【应用解剖】

肩胛提肌位于项部两侧（图3-19），其上1/3位于胸锁乳突肌的深面，下1/3位于斜方肌的深面，为一对带状长肌。起自第1~4颈椎横突的后结节，肌纤维斜向后下稍外方，止于肩胛骨的上角和肩胛骨内侧缘的上部。

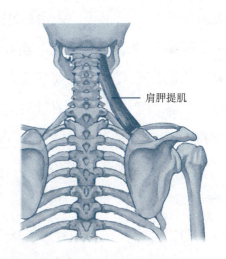

图3-19 肩胛提肌位置图

此肌收缩时，使肩胛骨上提内收，并向内旋转；若将肩胛骨固定，该肌单侧收缩可使头颈侧后屈，两侧同时收缩，可使头后仰。

肩胛提肌受肩胛背神经（C4、C5）支配。

肩胛骨与胸廓相连的骨关节为肩锁关节-锁骨-胸锁关节，而另一重要连结是靠许多肌肉将肩胛骨悬吊在胸廓上,其中主要的是肩胛提肌。人坐或站时,肩胛骨由于重力向下坠,需要肩胛提肌等向上牵拉,使肩胛提肌经常处于高张力状态,同时肩胛提肌是头部旋转活动的应力集中处,因而容易造成肩胛提肌损伤。长期低头并稍转向一侧的姿势、长期过度负重用力、急性损伤未有效治疗以及局部感受风寒湿侵袭等,均可导致肩胛提肌产生痉挛、缺血、水肿、代谢产物淤积等病理改变,形成慢性无菌性炎症,或多次损伤,在肩胛内上角附着处发生出血、纤维化、机化、粘连、瘢痕、结节等,从而引起疼痛。

【治疗】

根据针刀医学关于慢性软组织损伤的病因病理学理论,肩胛提肌损伤后引起局部肌肉、筋膜等软组织的粘连、瘢痕和挛缩,造成局部的动态平衡失调,而产生临床表现。其主要病变位于肩胛提肌的起止点上,尤其是在止点肩胛骨内上角上,针刀针对这两个病变点的直接刺激可松解粘连、解除痉挛、降低软组织张力、促进局部血液循环,从而使局部软组织恢复正常,达到治疗目的。

(一)针刀治疗

患者采用俯卧位或俯伏坐位,在肩胛骨内上角及第1~4颈椎横突的后结节进行触诊,在有压痛点的位置用记号笔标记(图3-20),进行常规消毒、铺洞巾,医生戴无菌手套,先用0.5%的利多卡因进行局部麻醉,然后选用Ⅰ型4号针刀进行治疗。

1. 肩胛骨内上角的操作 医生右手持针刀,刀口线与肩胛提肌纵轴平行,刀体与皮面垂直加压、刺入。针刀依次通过皮肤、皮下组织、斜方肌、肩胛提肌,到达肩胛骨内上角(图3-20)骨面,先提插切割 3~5 下，并做纵行疏通和横行剥离，针刀下有松动感后退出针刀。操作时刀口切不可偏离肩胛骨内上角骨面，以免引起气胸。

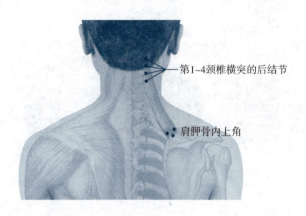

图 3-20　肩胛提肌损伤针刀治疗位置示意图

2. 第 1~4 颈椎横突的后结节的操作　医生以左手拇指指甲按在横突的后结节，右手持针刀紧贴左手拇指指甲，刀口线与躯干纵轴平行，刀体与皮面垂直加压、刺入。针刀依次通过皮肤、皮下组织、胸锁乳突肌、肩胛提肌，到达横突后结节，提插切割 2~3 下，针刀下有松动感后退出针刀。操作时提插幅度不宜太大，刀口切不可偏离横突背面，以免损伤椎动脉。

针刀操作结束后按压针眼 3 分钟，确认无出血后，用无菌纱布覆盖、包扎。

本病一般间隔 7 天行 1 次针刀治疗，3 次为 1 个疗程。

（二）手法治疗

患者俯卧位，医生以右手拇指垂直于患者肩胛提肌纵轴用力弹拨 3~5 次，然后医生一手压在患者患侧肩部，一手压在患侧后枕部，牵拉肩胛提肌 1~2 次（图 3-21）。

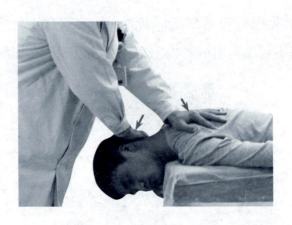

图 3-21　肩胛提肌牵拉法

（三）术后功能锻炼

患者术后 24 小时可行肩部功能锻炼：患者取坐位，目视前方，双臂自然下垂，然后内收并上提两侧肩胛骨，同时头后仰，反复 20~30 次。

【注意事项】

1. 嘱患者注意保暖，避免寒凉刺激。

2. 避免搬抬或提拿重物等加重肩胛提肌负担的活动。

3. 避免长时间伏案低头工作或学习，避免卧位看书等不良习惯，选择透气性好、软硬和高度适中的枕头。

第五节　肩胛上神经卡压综合征

【概述】

肩胛上神经卡压综合征（suprascapular nerve compression syndrome）是指肩胛上神经在肩胛上切迹或冈盂切迹处受到压迫而产生的一系列

临床症状和体征。常引起肩臂的疼痛及肩关节的运动障碍，甚至肌肉的萎缩，给患者带来很大痛苦，影响患者的日常生活和工作。随着对该病认识的提高，有关此病的发现及报道有增加的趋势。针刀治疗该病具有操作简单、创伤小、疗效好、副作用少等优点。并且近年来，相关学者围绕该病的针刀临床操作进行了一系列应用解剖学研究，从而进一步提高了针刀治疗的安全性和临床疗效。

【临床表现】

（一）症状

1. 多发生于上肢运动较多者，男性多于女性，优势手多见。大多数患者均有直接或间接的肩部外伤史或劳损病史，起病慢且发病年龄较大。

2. 肩胛部疼痛不适，酸胀钝痛且部位不清，可局限在肩周，亦可向肩胛、颈部、腋部放射，夜间和劳累后加重。

3. 肩关节主动活动受限，外展外旋无力、上举困难，被动活动不受影响，上肢外展、伸直、前屈抗阻力可诱发肩部疼痛或使疼痛加剧。

（二）体征

1. 冈上、下窝有压痛，范围常常较为广泛，但压痛点最明显的位置往往在肩锁关节内侧后方及冈上窝的外上方，可有冈上、下肌萎缩，除肩外展外旋肌力减弱外，肩部其他肌肉的肌力均正常，无皮肤感觉障碍。

2. 肩关节外展开始30°时，肌力下降最明显。

3. 上臂交叉试验阳性：双臂伸直前屈90°在胸前交叉肩部疼痛加重，或有明显的牵拉感。该实验的机制是：当肩胛骨贴近胸壁并向前移位时活动幅度最大，可牵拉受压的肩胛上神经，从而产生肩胛部明显不适。如果同时作肩关节外旋可提高该试验的阳性率。因为在这种情况下，冈上、冈下肌处于张力状态，作用于支配它们的运动支上，加剧了神经的卡压。

（三）影像学检查

影像学检查也可作为诊断肩胛上神经卡压的一种辅助方法。可先做颈椎和肩部的 X 光平片，部分患者可发现肩胛上切迹变浅较对侧狭窄，亦可有肩胛切迹附近陈旧性骨折。

（四）电生理学检查

电生理学检查可以证实肩胛上神经卡压的存在和确定损伤的位置。当肩胛上神经卡压发生在肩胛上孔时，在电生理学上同时有冈上、冈下肌的改变；而肩胛下孔的神经卡压，则只有冈下肌电生理异常。电生理检查包括神经传导速度检查和肌电图检查。神经传导速度检查可表现为肩胛上神经运动纤维传导速度下降；肌电图检查可表现为冈上、冈下肌均有正尖波和纤颤电位而三角肌正常。肌电图异常往往出现在损伤后的 2~3 周。

【应用解剖】

肩胛上神经（图 3-22）是运动和感觉的混合神经，其神经纤维起源于第 5、6 颈神经根，有时第 4 颈神经根也可以参与其组成。肩胛上神经由臂丛上干分出，在 Erb 点（位于锁骨上的胸锁乳突肌后缘，如刺激可引起许多臂肌收缩）形成，而后沿斜方肌和肩胛舌骨肌深面外侧走行，直至肩胛骨上缘的由肩胛上切迹和肩胛上横韧带组成的肩胛上孔处。在此处，肩胛上动静脉跨过肩胛上横韧带进入肩胛上窝。肩胛上神经在此韧带下穿过，发出冈上肌支、上关节支，运动支支配冈上肌，感觉支支配喙锁韧带、喙肱韧带、肩锁关节、肩峰下滑囊和肩关节囊的上部和前上部。

肩胛上神经主干继续沿着肩胛冈走行，穿过由冈盂切迹和肩胛下横韧带组成的呈横置U字形的肩胛下孔，折转至冈下窝上份，分出冈下肌支和下关节支，分成2~4支运动支支配冈下肌。下关节支在冈盂切迹之前起于肩胛上神经主干的外侧或背外侧，行向外或外下方支配肩关节囊的上部和后上部。神经在肩胛下孔转向内侧时，形成与主干70°~110°的转角，与肩胛冈为20°~40°的转角。

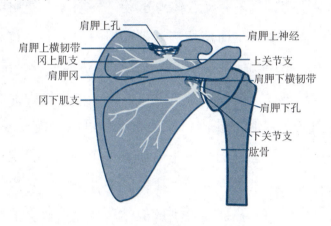

图3-22　肩胛上神经示意图

肩胛骨经常上下活动、肩胛骨骨折、肩部直接外伤所致的局部软组织损伤、肩周围软组织的退行性变等诸多因素，引起急、慢性局部出血、水肿、组织瘢痕化，致使肩胛上下横韧带粘连、增生、肥厚，均可使肩胛上、下孔变小，从而压迫肩胛上神经，引起神经卡压出现一系列的肩部运动、感觉障碍。肿块压迫也是肩胛上神经卡压的另一个原因，其中最常见的是腱鞘囊肿，其他肿块还包括骨囊肿、软骨肉瘤、Ewing肉瘤、代谢性骨细胞癌等。肩胛上神经在行径途中可在多处受到卡压，其中肩胛上、下孔最易受压，尤其以肩胛上孔处卡压最为多见。

（一）肩胛上孔

肩胛上孔是由肩胛上切迹和肩胛上横韧带围成的一个骨纤维管道，是肩胛上神经最易产生卡压的部位。正常情况下，骨-纤维管道是横过骨性凹陷的血管神经的保护性结构，其内径比其中通过的血管神经大得多，且有疏松结缔组织填充，以保护血管神经通过时不受挤压。但是由于构成骨纤维管道的韧带坚韧，缺乏弹性，且肩胛上神经在肩胛上孔处相对固定，过量劳动、体育运动，长期频繁使用单一姿势均可造成肩胛骨的不断移位而使切迹处神经段反复受到牵拉和摩擦，出现水肿、渗出、粘连、纤维增厚等病理变化，进而使骨纤维管道变形、缩窄，挤压通过神经，引起神经病变。其次，由于肩胛上动脉和肩胛上神经可能同处于肩胛上孔内，神经和动脉可以是内外或上下关系，故动脉对神经的挤压也可能是发生卡压的一个因素。再次，肩部直接受到外力的打击、挤压伤后，或肩胛骨发生骨折，骨折线通过肩胛上切迹或附近时，肩胛上孔极易发生解剖结构变化，也会造成肩胛上神经的卡压。另外，肩胛上孔处的骨质增生，使肩胛上孔骨纤维管道狭窄，也是肩胛上神经卡压的原因之一。

（二）肩胛下孔

肩胛上孔是肩胛上神经动力性卡压部位。肩胛上神经冈下肌支紧贴冈盂切迹骨面穿过肩胛下孔折转成角入冈下窝，活动度较差。肩关节外旋时，冈下肌支被拉向内侧而紧张，上肢外展、前伸和越体交叉时，肩胛骨外旋、肩胛下孔外移，冈下肌支在下孔处折转角变小，神经在逐渐紧张过程中与骨面发生摩擦，引起神经病变。除此之外，肩胛下横韧带也是造成神经卡压的一个重要因素，肩胛上神经的冈下肌支在肩胛下横韧带与骨面形成的孔内通过，使冈下神经被限制在局部狭窄区，该神经缓冲范围极小，肩胛上神经转折角角度越小，神经在上肢进行后伸体位时越易紧张而受压。

（三）肩胛上神经可能在两骨纤维孔中受压

周围神经在近端骨纤维孔道中受卡压后，神经纤维内的轴浆流运动受阻，流速减慢，流量减少，使其远端对卡压的易感性增加，容易在远端骨纤维孔道中再度受压，形成双卡综合征。肩胛上神经自臂丛上干发出后相继穿经肩胛上、下孔，在肩胛上孔内受卡压后，将更容易在肩胛下孔中再度受压，形成肩胛上神经双卡压综合征。

【治疗】

根据针刀医学关于慢性软组织损伤的病因病理学理论，肩胛上神经卡压综合征主要是由于各种原因导致肩胛上、下横韧带粘连、增生、肥厚，均可使肩胛上、下孔变小，压迫肩胛上神经并使其与周围组织粘连，运动时牵拉刺激肩胛上神经而导致动态平衡失调，引起一系列的肩部运动、感觉障碍。针刀治疗通过松解肩胛上、下横韧带及肩胛上神经与周围软组织的粘连，扩大肩胛上神经走行路径上的骨纤维管道，松解其与周围软组织的粘连，解除对神经的压迫和刺激，恢复肩胛上神经的动态平衡，从而达到治疗目的。

（一）针刀治疗

患者采用俯卧位，胸下垫枕，充分暴露肩胛部。用拇指在患者肩胛上孔和肩胛下孔处（图3-23）触压寻找压痛点，并以记号笔标记，进行常规消毒、铺洞巾，医生戴无菌手套，先用0.5%的利多卡因进行局部麻醉，然后选用Ⅰ型4号针刀进行治疗。

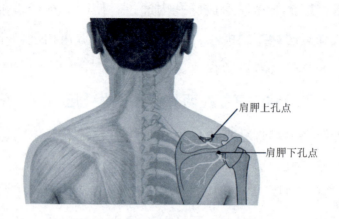

图 3-23　肩胛上神经卡压综合征针刀治疗位置示意图

1. 肩胛上孔的操作　医生右手持针刀，刀口线垂直于肩胛骨上缘骨面，刀体与皮面垂直加压、刺入。针刀依次通过皮肤、皮下组织、斜方肌、冈上肌，缓慢探索进针至肩胛上孔骨面，先提插切割 3～5 下，然后稍移针刀刀锋，沿肩胛上孔侧壁缓慢提插 1～2 下，并左右摆动 1～2 下，出现麻电感后退出针刀。操作时刀口切不可偏离肩胛骨骨面，以免引起气胸；操作宜缓慢、轻柔，以免损伤肩胛上神经。

2. 肩胛下孔的操作　医生右手持针刀，刀口线平行于肩胛冈，刀体与皮面垂直加压、刺入。针刀依次通过皮肤、皮下组织、三角肌后束、冈下肌，缓慢探索进针至肩胛下孔骨面，先提插切割 3～5 下，然后左右摆动针刀刀锋 1～2 下，出现麻电感后退出针刀。操作宜缓慢、轻柔，以免损伤肩胛上神经。

针刀操作结束后按压针眼 3 分钟，确认无出血后，用无菌纱布覆盖、包扎。

本病一般间隔 7 天行 1 次针刀治疗，3 次为 1 个疗程。

肩胛上神经卡压综合征的针刀松解治疗对施术者的要求比较高，一定要注意避免针刀进入胸腔，发生气胸，尤其是在肩胛上孔处，必须谨慎操作。操作宜缓慢、轻柔,针刀的移动幅度不宜过大。

(二) 手法治疗

让患者端坐在无靠背椅上,医生站于患者背后,医生以患者健侧同侧的手,从患者健侧肩上伸至患者胸前,并拉住患者患侧手。医生的另一手固定于患者健侧肩颈部,相对用力推拉,进一步松解肩胛上神经与周围组织的粘连和受到的压迫。

(三) 术后功能锻炼

患者术后 24 小时可行肩部功能锻炼:患者取坐位或站立位,目视前方,以健侧手托住患侧肘关节上方使肩关节内收,动作宜缓慢、轻柔,不可用力过大,反复 10~15 次。

【注意事项】

1. 嘱患者注意保暖,避免寒凉刺激。
2. 避免患侧上肢做重体力劳动。
3. 可配合理疗,以促进软组织修复和神经功能恢复。

第六节 冈上肌损伤

【概述】

冈上肌损伤(supraspinatus muscle strain)是由于急性损伤或慢性劳损,导致冈上肌痉挛、炎症、粘连而产生的以肩背部疼痛酸胀、肩外展活动受限为主要临床表现的疾病,是常见的肩背部软组织损伤疾患之一。本病好发于青壮年人群,从事体力劳动和喜好运动者以及长期伏案工作者多见。目前临床多采用手法、理疗、针灸等方法治疗。针刀治疗本病具有作用直接、操作简单、安全有效的特点，临床效果显著。

【临床表现】

（一）症状

患者多有慢性劳损史，或肩部突然外展动作的外伤史，起病多缓慢，肩胛上部或肩部外侧疼痛，遇寒则甚，肩部外展时可诱发疼痛加重或外展动作力弱，或伴同侧肩臂部酸胀沉重感。

（二）体征

冈上窝存在敏感的深压痛点或条索状痛性结节，或肱骨大结节上部存在敏感压痛点，活动肩部尤其外展时疼痛加重，出现"疼痛弧"现象，即肩外展60°~120°时疼痛明显。

（三）影像学检查

肩关节X线片表现可无异常改变，或提示冈上肌肌腱钙化。排除肩关节其他疾病及内脏病变引起的肩部牵涉痛。

【应用解剖】

冈上肌起自肩胛骨冈上窝和冈上筋膜，肌束斜向外上方，经肩峰和喙肩韧带的深面，跨过肩关节囊的上方，止于肱骨大结节上部，并与肩关节囊愈着。冈上肌肌腹部分在中部斜方肌深面，其肌腱部分在三角肌深面（图3-24），两者是构成肩袖的重要组成部分。冈上肌具有保护与加强肩关节的作用，固定肱骨头于肩胛骨关节盂内，并协同三角肌外展上臂。对维持肩关节的稳定和肩关节活动起着极其重要的作用。当肩关节劳损，或感受风、寒、湿的侵袭时，就会造成冈上肌的损伤，产生疼痛。其损伤部位多位于冈上肌肌腱在肱骨大结节的止点和冈上窝的冈上肌肌腹上，尤其是冈上肌肌腱在肱骨大结节的止点处。这是因为肩关节在外展0°~120°的过程中，冈上肌腱与肩峰、喙肩韧带的间隙逐渐缩小，肩关节长期反复地内收外展运动，极易引起冈上肌肌腱止点处的无菌性炎症。同时该处局部血供差，使病情缠绵难愈，且易反复发作。

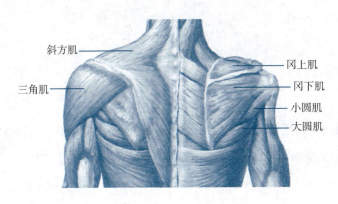

图3-24 冈上肌的解剖

【治疗】

根据针刀医学关于慢性软组织损伤的病因病理学理论，冈上肌损伤后引起局部肌肉、筋膜等软组织的粘连、瘢痕和挛缩，造成局部的动态平衡失调，而产生临床表现。其主要病变位于冈上肌肌腹及其止点，尤其是冈上肌止点处，针刀治疗可松解粘连、解除痉挛、降低软组织张力、促进局部血液循环，从而使局部软组织恢复正常，达到治疗目的。

（一）针刀治疗

患者采用侧卧位（患侧在上），患侧上肢自然放于体侧，在冈上窝以及冈上肌止点处的肱骨大结节上部进行触诊，在有压痛点的位置用记号笔标记（图3-25），进行常规消毒、铺洞巾，医生戴无菌手套，先用0.5%的利多卡因进行局部麻醉，然后选用I型4号针刀进行治疗。

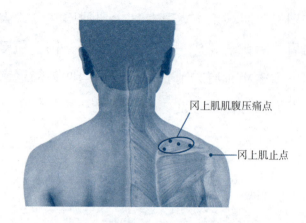

图 3-25　冈上肌损伤的针刀治疗位置示意图

1. **冈上肌止点处的操作**　医生右手持针刀，刀口线与上肢纵轴平行，刀体与皮面垂直加压、刺入。针刀依次通过皮肤、皮下组织、三角肌、冈上肌肌腱，到达肱骨大结节上部骨面，先提插切割3~5下，并做纵行疏通和横行剥离，针刀下有松动感后退出针刀。

2. **冈上肌肌腹压痛点的操作**　医生左手压在冈上肌肌腹压痛点上，右手持针刀，刀口线与冈上肌纵轴平行，刀体与皮面垂直加压、刺入。针刀依次通过皮肤、皮下组织、冈上肌，到达肩胛骨冈上窝骨面，先提插切割3~5下，并做纵行疏通和横行剥离，针刀下有松动感后退出针刀。在此处操作时，应熟悉局部解剖，缓慢进针刀，到达冈上窝骨面后再行针刀操作，切不可向前下方深刺，以免进入胸腔，引起气胸。

针刀操作结束后按压针眼3分钟，确认无出血后，用无菌纱布覆盖、包扎。

本病一般间隔7天行1次针刀治疗，3次为1个疗程。

（二）手法治疗

患者正坐位，肩关节自然下垂，医生一手托肘上部，稍外展肩关节，另一手在冈上肌止点处用力按揉3~5下，然后医生站在患者背后，一手扶住健侧肩部，另一手托住患者肘后部，使肩关节内收，到最大限度后，突然瞬间用力，推弹1~2次，以进一步松解冈上肌的粘连。

（三）术后功能锻炼

患者术后24小时可行肩部功能锻炼，主要进行肩关节的内收、外展运动。

【注意事项】

1. 嘱患者注意保暖，避免寒凉刺激。
2. 避免搬抬或提拿重物。
3. 避免频繁或突然外展肩关节。

第七节 冈下肌损伤

【概述】

冈下肌损伤（infraspinatus muscle strain）为针灸临床常见病、多发病之一，常见于长期从事上肢繁重体力劳动者。其慢性期疼痛非常剧烈，患者常诉肩胛冈下有钻心样的疼痛，此种剧痛若采用针灸、拔罐、封闭、外敷、口服中药等常规疗法很难缓解。

【临床表现】

（一）症状

患者多有外伤史或慢性劳损病史，主要表现为肩背疼痛，界限不清，为自发性的酸痛、钝痛、胀痛、冷痛或难以忍受的剧烈疼痛，尤其是肩外展、外旋时疼痛较甚。寒冷、劳累、气候变化时加重。部分患者疼痛向上臂外侧、前臂外侧放射，病程较长者，可出现局部皮肤麻木感或皮肤感觉减退。

（二）体征

在冈下窝中冈下肌的起点及肌腹上可有多处敏感的深压痛点或条索状痛性结节，特别是在肩胛冈中点下方 3～5cm 处压痛最为明显，可出现剧烈地放射性疼痛。冈下肌止点的肱骨大结节存在敏感压痛点。患者肩关节功能活动受限，尤以外展和内旋活动为甚。内收、外旋抗阻力试验阳性。

（三）影像学检查

肩部 X 线片表现一般无异常改变。排除肩部其他疾病及内脏病变引起的肩部牵涉痛。

【应用解剖】

冈下肌位于三角肌和斜方肌的深面，受肩胛下神经支配，起自冈下窝及冈下筋膜，肌纤维向外逐渐集中，经肩关节的后面，止于肱骨大结节和关节囊。冈下肌为三角形扁肌，起点阔长，终点细短。冈上肌收缩时使上臂内收外旋。冈下肌起点附着于冈下窝的大部分骨面，与肩胛骨之间有疏松结缔组织存在，但无滑液囊结构，如图 3-26 所示。当肩关节活动过多时，冈下肌反复收缩，与附着处凸凹不平的骨面产生较大的摩擦力，使冈下肌发生急性或慢性劳损而产生筋膜或肌腱炎症，刺激局部的神经末梢和血管，引起疼痛。长期炎症、充血、水肿、渗出，使肌组织形成不同程度的粘连、纤维组织增生，甚至瘢痕、挛缩，使疼痛更为剧烈。

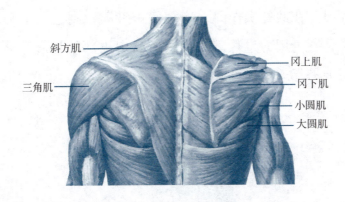

图 3-26 冈下肌的解剖

【治疗】

根据针刀医学关于慢性软组织损伤的病因病理学理论,冈下肌损伤后引起局部肌肉、筋膜等软组织的粘连、瘢痕和挛缩,同时刺激和压迫局部的神经、血管,造成局部动态平衡失调,而产生临床表现。其主要病变位于冈下肌肌腹及其止点处,针刀治疗可松解粘连、解除痉挛、降低软组织张力、解除对神经血管的刺激,促进局部血液循环,从而使软组织恢复正常,达到治疗目的。

(一)针刀治疗

患者采用俯卧位,在冈下窝以及冈下肌止点处的肱骨大结节处进行触诊,在有压痛点的位置用记号笔标记(图3-27),进行常规消毒、铺洞巾,医生戴无菌手套,先用0.5%的利多卡因进行局部麻醉,然后选用Ⅰ型4号针刀进行治疗。

1. 冈下窝压痛点的操作 医生左手压在冈下肌肌腹压痛点上,右手持针刀,刀口线与冈下肌纵轴平行,刀体与皮面垂直加压、刺入。针刀依次通过皮肤、皮下组织、斜方肌、冈下肌,到达肩胛骨冈下窝骨面,先提插切割3~5下,并做纵行疏通和横行剥离,针刀下有松动感后退出针刀。在此处操作时，应缓慢进针刀，到达冈下窝骨面后再行针刀操作，不可用力过猛。因为冈下窝中央部的骨质菲薄，若用力过猛，针刀极易穿透肩胛骨进入胸腔，造成气胸。

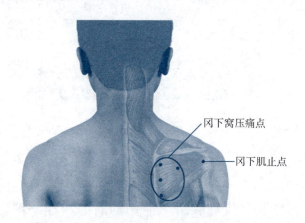

图 3-27　冈下肌损伤的针刀治疗位置示意图

2. 冈下肌止点处的操作　医生右手持针刀，刀口线与上肢纵轴垂直，刀体与皮面垂直加压、刺入。针刀依次通过皮肤、皮下组织、三角肌、冈下肌肌腱，到达肱骨大结节上部骨面，先提插切割 3~5 下，并做纵行疏通和横行剥离，针刀下有松动感后退出针刀。

针刀操作结束后按压针眼 3 分钟，确认无出血后，用无菌纱布覆盖、包扎。

本病一般间隔 7 天行 1 次针刀治疗，3 次为 1 个疗程。

（二）手法治疗

患者取俯卧位，医生以拇指在冈下肌肌腹及止点处垂直于冈下肌肌纤维做弹拨手法，注意用力适中，不可过大。然后在冈下肌的体表投影区采用掌根揉法按揉 3~5 分钟，以进一步松解粘连、舒筋通络。

（三）术后功能锻炼

患者术后 24 小时可行肩部功能锻炼，主要进行外展、上举、后伸功能练习，每次 10 分钟，每天 3 次。动作宜舒缓、轻柔，不可用力过猛。

【注意事项】

1. 嘱患者注意保暖，避免寒凉刺激。
2. 避免搬抬或提拿重物。

第八节　菱形肌损伤

【概述】

菱形肌损伤（rhomboid muscle strain）又称菱形肌综合征，是由于急性损伤或慢性劳损，导致菱形肌局部充血、肿胀、炎性渗出、肌肉痉挛、甚而粘连而产生的以肩背部酸胀、疼痛、沉重、压迫感为主要临床表现的疾病，是常见的肩背部软组织损伤疾患之一。本病多见于长期低头工作者，如财会人员、教师、电脑操作人员等，发病率有逐年上升的趋势。由于以往临床上对本病的认识不足，常与颈椎病混淆，或被笼统地诊断为肩背痛。针刀治疗主要适用于慢性菱形肌损伤。

【临床表现】

（一）症状

慢性菱形肌损伤早期表现为肩胛骨内侧菱形肌体表投影区酸痛沉重，牵掣不舒，疼痛性质为钝痛和隐痛，且呈弥漫性，不耐久坐，伏案久坐、仰头、耸肩、劳累或受寒加重。严重者疼痛难忍，手提物或拿抓东西时感到吃力，甚至出现肋间疼痛、胸闷、心悸、呼吸不畅，肩臂无力等症状。患侧肩部稍加活动，或扩胸可使疼痛缓解。

（二）体征

在肩胛骨内侧菱形肌体表投影范围内有明显的痛点和压痛点，且大多数靠近肩胛骨的内侧缘，局部肌肉紧张、僵硬，指拨时弹响或有捻葱叶感及捻发音，有时可触及硬结或条索状物。

仰头挺胸试验（即让患者俯卧，两手平放于身体两侧，然后让患者头后仰、胸前挺，使两肩向后扩张，见图3-28，若出现疼痛则为阳性）多为阳性。

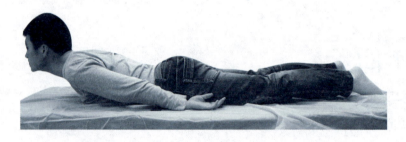

图3-28 仰头挺胸试验

耸肩抗阻试验（患者取坐位，检查者将两手按于患者肩上并稍加压力，让患者做耸肩动作，见图3-29，此时若出现患侧肩背疼痛或无力则为阳性）阳性。

（三）影像学检查

胸部及颈胸椎X线检查、胸部CT或MRI排除骨性病变、纵隔及椎管内病变，以及肿瘤等占位性病变，排除内脏病变引起的肩部牵涉痛。

【应用解剖】

菱形肌位于背部，为菱形的扁肌，

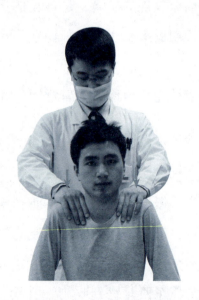

图3-29 耸肩抗阻试验

表面为斜方肌所覆盖，其深面为上后锯肌和竖脊肌。菱形肌起自第6~7颈椎棘突及第1~4胸椎棘突，肌纤维由内上方向外下方斜行，抵止于肩胛骨内侧缘。该肌上部肌束（起自第6~7颈椎棘突的部分）为菱形肌，其下部肌束（起自第1~4胸椎棘突的部分）为大菱形肌，大、小菱形肌之间隔以薄层结缔组织（图3-30）。

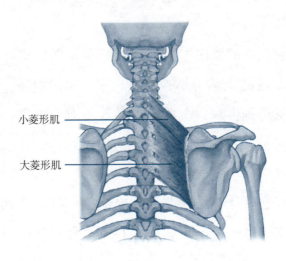

图3-30 菱形肌位置图

菱形肌收缩，有内收肩胛骨作用。若肩胛骨固定不动时，能使脊柱颈胸段后伸；而脊柱固定不动时，可使肩胛骨向上提、后缩和下旋。与肩胛提肌共同作用，使肩胛骨旋转；与前锯肌共同作用，使肩胛骨的脊柱缘紧贴于胸壁上；上肢运动时，菱形肌可起到固定肩胛骨的作用。

菱形肌受肩胛背神经（C_4、C_5）支配。若菱形肌瘫痪，则肩胛骨脊柱缘翘起，从外表看似蝶翼状，故称翼状肩。

菱形肌是参与肩胛骨和肩关节活动肌群的主要收缩肌之一。肩关节在超负荷受力条件下，易造成菱形肌急性损伤。肩关节长期大负荷地受力或动作不正确，也能造成菱形肌慢性损伤。菱形肌损伤不但能造成运动性功能障碍,而且会给身体带来一定痛苦,如肩、背、颈、脊、胸椎部疼痛或不适。

急性菱形肌损伤的原因主要有:忽然强力耸肩;负重超过肩部承受力;手持重物向前抛掷、举重、搬运等运动时姿势不当。上述原因使菱形肌骤然受到牵拉,肌纤维过度强烈收缩,超出菱形肌的受力负荷,从而产生菱形肌损伤。

慢性菱形肌损伤的原因主要有:人们在长期的工作学习生活中保持单一姿势或不良的生活习惯;受风、寒、湿的侵袭;急性损伤未能有效治疗;继发于颈椎病。上述原因导致菱形肌局部循环障碍,肌纤维产生无菌性炎症,久则产生粘连、瘢痕、挛缩,形成痛性结节或条索状物,引发疼痛。

当菱形肌损伤且伴有胸椎上段后突偏移,可影响到加入心丛的心胸神经及肺丛交感神经,出现胸闷、心悸、胸部有压迫感等心血管呼吸功能紊乱症状。

【治疗】

根据针刀医学关于慢性软组织损伤的病因病理学理论,菱形肌损伤后引起局部肌肉、筋膜等软组织的粘连、瘢痕和挛缩,造成局部的动态平衡失调。其主要病变位于菱形肌的起止点,尤其是肩胛骨内侧缘及其附近的肋骨骨面,针刀治疗可松解粘连、解除痉挛、降低软组织张力、促进局部血液循环,从而使局部软组织恢复正常,达到治疗目的。

(一)针刀治疗

患者采用俯卧位,双上肢自然下垂于床边,或采用俯伏坐位并双手抱肩,使肩胛骨外展,在菱形肌的体表投影区域,尤其是肩胛骨内侧缘及其附近的肋骨骨面进行触诊,在有压痛点的位置用记号笔标记

（图3-31），进行常规消毒、铺洞巾，医生戴无菌手套，先用0.5%的利多卡因进行局部麻醉，然后选用Ⅰ型4号针刀进行治疗。

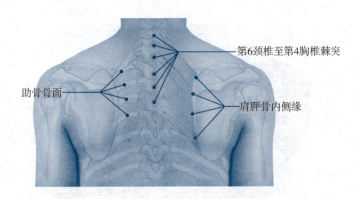

图3-31　菱形肌损伤的针刀治疗位置示意图

1. 肩胛骨内侧缘（肋骨骨面）的操作　医生右手持针刀，刀口线与身体纵轴平行，刀体与皮面垂直加压、刺入。针刀依次通过皮肤、皮下组织、斜方肌、菱形肌，到达肩胛骨内侧缘骨面（肋骨骨面），先提插切割3~5下，并做纵行疏通和横行剥离，针刀下有松动感后退出针刀。操作时刀口切不可偏离骨面，以免引起气胸。

2. 第6颈椎至第4胸椎棘突的操作　医生右手持针刀，刀口线与身体纵轴平行，刀体与皮面垂直加压、刺入。针刀依次通过皮肤、皮下组织、斜方肌，到达菱形肌在棘突的附着处，先提插切割3~5下，并做纵行疏通和横行剥离，针刀下有松动感后退出针刀。操作时刀口切不可过深，以免引起气胸或损伤脊髓。

针刀操作结束后按压针眼3分钟，确认无出血后，用无菌纱布覆盖、包扎。

本病一般间隔7天行1次针刀治疗，3次为1个疗程。

（二）手法治疗

患者取俯卧位，医生以右手拇指垂直于肩胛骨内侧缘从上到下做弹拨手法（图3-32），然后在菱形肌的体表投影区采用掌根揉法或在痛点使用拇指点揉法，以进一步松解粘连、舒筋通络。

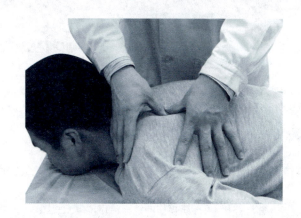

图3-32 菱形肌弹拨法

（三）术后功能锻炼

患者术后24小时可行肩部功能锻炼：患者取坐位，目视前方，双臂自然下垂，然后内收并上提两侧肩胛骨，同时头后仰，反复进行20~30次。

【注意事项】

1. 嘱患者注意保暖，避免寒凉刺激。
2. 避免长时间伏案低头工作、学习等不良习惯。

第九节 肩关节周围炎

【概述】

肩关节周围炎（scapulohumeral periarthritis）是临床引起肩痛的主

要疾病之一，是肩关节周围肌肉、韧带、肌腱、滑囊、关节囊等软组织损伤、退变而引起的关节囊和关节周围软组织的一种慢性无菌性炎症性疾病。临床以肩部疼痛，夜间为甚，肩关节活动功能受限，呈进行性加重为特征。本病好发于 50 岁左右的中老年人，故又称"五十肩"，女性发病率高于男性。针刀治疗本病效果较为理想，可有效减轻疼痛，改善关节活动，缩短病程。

【临床表现】

（一）症状

1. 疼痛：肩部疼痛多呈弥散性，可向颈背、臂、手放散，夜间或肩部活动时疼痛加重，严重者影响睡眠。

2. 活动受限：表现为穿衣、梳头、系裤、摸背等日常活动困难。

（二）体征

1. 肩关节活动功能障碍：表现肩关节各向的主动、被动活动范围减少，通常以前屈上举、外展、外旋、后伸及后伸内旋屈肘活动的受限为著。

2. 压痛：肱骨大结节、结节间沟、喙突、三角肌滑囊、冈上肌止点、大小圆肌及肩胛骨外侧缘等处压痛。

3. 肌肉痉挛：可触及斜方肌、菱形肌、肩胛提肌、冈上肌、大圆肌的痉挛及压痛。

4. 肌肉萎缩、肌力减弱：在后期，肩周肌肉萎缩以肱二头肌、三角肌为著。

（三）影像学检查

肩部 X 线片检查可无异常表现，少数患者可见肩关节周围肌腱、韧带或滑囊有密度淡而不均的钙化斑影，局部骨质增生或骨质疏松等改变。排除肩关节脱位、肩部肿瘤等其他引起肩部疼痛的疾病。

（四）肩周炎的临床分期

一般可将肩周炎分为以下三期：

1. 疼痛期：1~3个月，主要临床表现为疼痛夜间加剧，稍有活动或活动不慎可出现钻心样痛或晕厥。

2. 僵硬期：4~7个月，主要临床表现为持续性疼痛，甚至不能入睡，上臂活动及盂肱关节受限达高峰，出现扛肩。

3. 恢复期：约8~12个月，主要临床表现为疼痛逐渐消失，功能障碍逐渐好转。

【应用解剖】

（一）肩关节的骨及其连结

肩关节有广义和狭义之分，广义的肩关节是包括盂肱关节、胸锁关节、肩锁关节、肩胛胸壁关节、肩峰下机制、喙锁关节六个关节（图3-33）。狭义的肩关节是指盂肱关节，由肱骨头和肩胛骨的关节盂构成，属球窝关节，关节盂的周缘由纤维软骨构成的盂唇加深，大小约为关节头面积的1/3。关节表面有透明的软骨覆盖。肩关节是上肢最大的关节，也是全身运动最灵活的关节。肩关节囊坚韧而松弛，内侧附着于关节盂唇的边缘，外侧附着于肱骨解剖颈。

喙突是肩胛骨的一部分，位于锁骨内2/3与外1/3交点的下方约2.5cm处，为弯曲的指状突起。喙突的外侧为肱二头肌短头附着，内侧为胸小肌附着，喙肱肌附着于中间部及外侧部。喙突与锁骨外1/3之间有坚强的喙锁韧带，喙突与肩峰之间有喙肩韧带。肩峰是肩胛冈向外的直接延续，突出于肩胛盂之上，形成肩的顶峰。肱骨头外侧的隆起为大结节，前方的隆起为小结节，两者之间有结节间沟，肱骨横韧带横跨在结节间沟的上方，连结大、小结节之间，部分纤维与肩关节囊愈合。肱骨横韧带和结节间沟之间形成一个骨性纤维管，肱二头肌长头肌腱通过此纤维管。

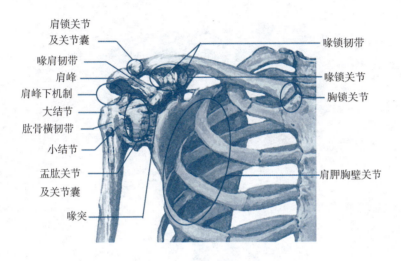

图 3-33　肩关节的骨及其连结

（二）肩关节的肌肉

肩关节周围的肌肉较多，分内、外两层。内层有肱二头肌、肩胛下肌、冈上肌、冈下肌、小圆肌。肱二头肌有长、短两个头，长头起自肩胛骨的盂上结节，短头起自喙突，止于桡骨粗隆。肩胛下肌起自肩胛下窝，止于肱骨小结节。冈上肌起自冈上窝，止于肱骨大结节的上部。冈下肌起自冈下窝的内侧半，止于肱骨大结节中部。小圆肌起自肩胛骨腋缘的上 2/3 背面，止于肱骨大结节下部。大圆肌起自肩胛骨腋缘下部和下角的背面，止于肱骨小结节嵴。冈上肌、冈下肌、小圆肌和肩胛下肌在经过肩关节前方（图 3-34）、上方、后方（图 3-35）时，交织形成一半圆形马蹄状的扁宽腱膜，与关节囊交织形成肩袖。肩袖对稳定肩关节具有特殊意义。外层肌主要是三角肌。三角肌起自锁骨外 1/3 段前缘、肩峰及肩胛冈嵴，包绕肩关节的上、前、后和外面，止于肱骨三角肌粗隆。

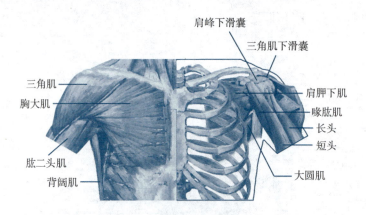

图 3-34　肩前方的肌肉

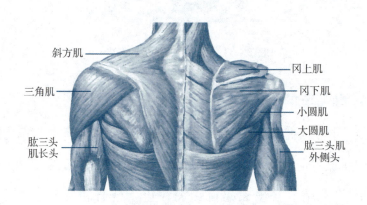

图 3-35　肩后方的肌肉

肩部有多个滑囊，其中位于肩部侧上方的三角肌下囊和肩峰下滑囊是肩部最大的两个滑囊，在肩周炎的发病中具有重要意义。三角肌下滑囊位于三角肌深面、三角肌筋膜深层与肱骨大结节之间，该滑液囊较大而恒定，由此囊膨出许多突起，其中一个突起进入肩峰与冈上肌腱之间，即肩峰下滑囊。

【治疗】

根据针刀医学关于慢性软组织损伤的病因病理学理论，肩关节周围炎的关键病理机制是由于肩关节周围软组织的炎症、粘连、瘢痕和挛缩，导致肩关节周围软组织的动态平衡失调，从而产生疼痛和功能障碍。针刀治疗通过对导致肩关节周围软组织动态平衡失调的关键点的松解剥离，可改善局部软组织的循环，加速炎症的消退，促进局部组织的修复，恢复肩关节的动态平衡，从而减轻疼痛、改善肩关节功能，达到治疗目的。

（一）针刀治疗

患者采取仰卧位或侧卧位，在肩关节周围尤其是喙突、大小结节、结节间沟、肩峰下滑囊、大小圆肌起点等部位进行触诊，在有压痛点的位置用记号笔标记（图3-36），进行常规消毒、铺洞巾，医生戴无菌手套，先用0.5%的利多卡因进行局部麻醉，然后选用Ⅰ型4号针刀进行治疗。

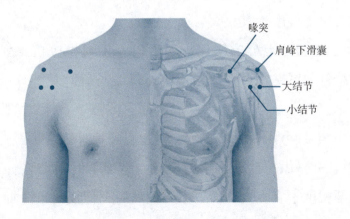

图3-36 肩关节周围炎针刀治疗位置示意图（肩前）

1. **喙突的操作**　医生左手食指、中指分别按在喙突（图 3-36）的两侧，右手持针刀在喙突顶点进针刀，刀口线与躯干纵轴平行，刀体与皮面垂直加压、刺入。针刀依次通过皮肤、皮下组织，到达喙突骨面，先行十字切割 3~5 下，然后倾斜针刀在喙突的周缘做点状切刺，针刀下有松动感后退出针刀。操作时刀口切不可偏离喙突骨面。

2. **大、小结节处的操作**　医生以左手拇指按在大、小结节（图 3-36）的治疗点上，右手持针刀紧贴左手拇指指甲，刀口线与上肢纵轴平行，刀体与皮面垂直加压、刺入。针刀依次通过皮肤、皮下组织、三角肌，到达大、小结节骨面。由于此处为多个肌肉（包括肩胛下肌、冈上肌、冈下肌、大圆肌、小圆肌）和韧带（肱骨横韧带）的附着处，根据目标结构的不同，可分别提插切割 2~3 下，并做纵行疏通和横行剥离，针刀下有松动感后退出针刀。

3. **肩峰下滑囊处的操作**　医生右手持针刀，刀口线与上肢纵轴平行，刀体与皮面垂直加压、刺入。针刀依次通过皮肤、皮下组织、三角肌，到达肩峰外侧骨面，调转刀口线 90°，并将针刀刀柄向上倾斜，使针刀进入肩峰下方，提插切割 3~5 下，针刀下有松动感后退出针刀。操作时提插幅度不宜太大。

4. **大小圆肌起点处的操作**　医生以左手拇指按在肩胛骨的腋缝缘，右手持针刀紧贴左手拇指指甲，刀口线与肩胛骨腋缝缘平行，刀体与皮面垂直加压、刺入。针刀依次通过皮肤、皮下组织、冈下肌、大圆肌或小圆肌起点（图 3-37），到达肩胛骨腋缝缘骨面，先提插切割 3~5 下，并做纵行疏通和横行剥离，针刀下有松动感后退出针刀。操作时提插幅度不宜太大，刀口不可偏离肩胛骨腋缝缘骨面。

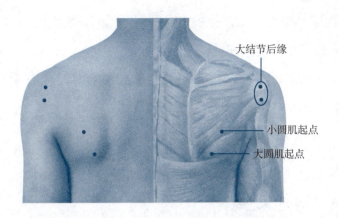

图 3-37　肩关节周围炎针刀治疗位置示意图（肩后）

针刀操作结束后按压针眼 3 分钟，确认无出血后，用无菌纱布覆盖、包扎。

本病一般间隔 7 天行 1 次针刀治疗，5 次为 1 个疗程。

（二）手法治疗

患者取坐位，医生站于患侧，双手握住患者手腕，尽量外展上举患肢，当达到最大限度时，医者双手使用爆发力，瞬间向上提拉，提拉速度必须快，如图 3-38 所示，用力应有节制，不可使用暴力。

（三）术后功能锻炼

对于肩关节周围炎的患者，功能锻炼特别重要，患者术后 24 小时可行如下肩部功能锻炼：

1. 患者取站立位，腰微前屈，上肢自然下垂，做前后、左右摆动及画圈动作。动作幅度应尽量达到最大。

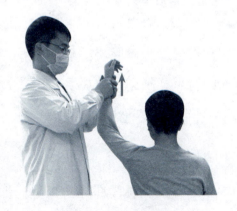

图 3-38　肩关节提拉法

2. 患者取站立位，面对墙壁或侧对墙壁，将患肢上举以手触墙，慢慢上移至最高处，重复进行。

3. 患者取站立位，以右侧为例，患者以左手握住右手手腕，以左手带动右手尽量向上提拉，反复进行。

【注意事项】

1. 嘱患者注意肩部保暖，避免寒凉刺激。
2. 避免久居湿冷之地。
3. 避免肩部长期保持一个姿势，注意肩部活动。

第十节 四边孔综合征

【概述】

四边孔综合征（quadrilateral space syndrome，QSS）是腋神经和旋肱后动脉在四边孔处受压所引起的以肩背部不适、肩臂外侧麻木、三角肌功能障碍、萎缩以及肩外展功能受限为主要临床表现的临床综合征。本病多发于青壮年人群，在临床较少见，由于对其认识不足，临床常被误诊为肩周炎等肩部疾病。针刀治疗本病具有创伤小、作用直接的特点，临床疗效显著。

【临床表现】

（一）症状

患者常有肩背部外伤史，一般为慢性起病，主要表现为肩背部不适，肩臂外侧麻木，患肢无力，肩外展上举受限。

（二）体征

肩四边孔处有局限性压痛点，并向臂部放射，三角肌萎缩，肌力减弱，肱三头肌肌力减弱，腋神经支配区触痛减退，肩被动外展和外旋动作可诱发或加重症状。

（三）影像学检查

肩关节 X 线片一般无异常改变。排除肩关节其他疾病及内脏病变引起的肩部牵涉痛。

（四）电生理学检查

肌电图检查提示腋神经有损伤。

【应用解剖】

四边孔是一个由肩部肌肉和肱骨外科颈围成的四边形解剖间隙，有四个壁，其上壁为肩胛下肌和小圆肌以及肩关节囊，下壁为大圆肌，内侧壁为肱三头肌长头，外侧壁为肱骨外科颈。腋神经和旋肱后动、静脉从此孔内穿出。腋神经从臂丛后束发出后，斜向下外方走行，穿过四边孔后，在三角肌后缘中点紧贴肱骨外科颈后面走行。腋神经分支有肌支、皮支及关节支，肌支支配三角肌、小圆肌，皮支为臂外侧皮神经，分布于三角肌区的皮肤，关节支分布于肩关节。在四边孔内腋神经和旋肱后动、静脉共同组成血管神经束，外有少量结缔组织包绕，但不构成鞘，其周围充满纤维脂肪组织，腋神经和旋肱后动、静脉有固定和保护的作用。四边孔的解剖见图 3-39。

目前认为四边孔综合征的发生与其特殊的局部解剖结构有关。当肩外展时，神经血管束在肱三头肌长头的纤维腱性表面上滑动，长期摩擦可造成神经血管束与周围组织的粘连以及神经、血管的慢性累积性损伤，产生临床症状；或者组成四边孔的肌肉、肌腱组织损伤，组织充血、水肿、粘连，进而形成瘢痕、增生，挤压神经血管束而产生临床症状。

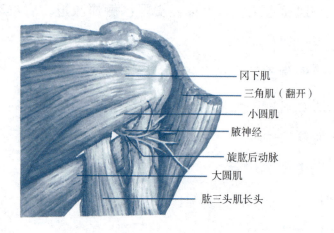

图3-39 四边孔的解剖

【治疗】

根据针刀医学关于慢性软组织损伤的病因病理学理论，四边孔综合征主要是由于多种原因导致组成四边孔的肌肉、肌腱等炎症、增生、肥厚、瘢痕等病变挤压其内走行的神经血管束，或神经血管束与周围组织的粘连以及神经血管束的慢性累积性损伤，影响了腋神经的生理功能，导致局部动态平衡失调而产生临床症状。针刀治疗通过松解组成四边孔的肌肉、肌腱以及神经血管束与周围组织的粘连，解除对神经血管束的挤压和刺激，恢复腋神经的动态平衡，从而达到治疗目的。

（一）针刀治疗

患者取俯卧位，肩关节稍外展。在肩后侧腋后纹头直上肩关节囊下缘，先摸到小圆肌，然后在小圆肌下缘与肱骨外科颈内侧缘处进行触诊，寻找压痛点或Tinel征阳性点，用记号笔标记（图3-40），进行常规消毒、铺洞巾，医生戴无菌手套，先用 0.5% 的利多卡因进行局部麻醉，然后选用Ⅰ型 4 号针刀进行治疗。医生左手拇指按在施术点上，右手持针刀，刀口线与小圆肌长轴平行，刀体与皮面垂直加压、刺入。针刀依次通过皮肤、皮下组织、三角肌，到达小圆肌下缘，先提插切割 3~5 下，然后轻轻摆动针刀，有麻胀感或放电感后退出针刀。操作时动作宜缓慢轻柔，避免损伤腋神经和旋肱后动脉、静脉。

针刀操作结束后按压针眼 3 分钟，确认无出血后，用无菌纱布覆盖、包扎。

本病一般间隔 7 天行 1 次针刀治疗，3 次为 1 个疗程。

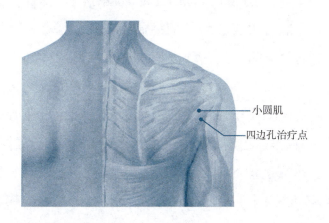

图 3-40　四边孔综合征针刀治疗位置示意图

（二）手法治疗

患者取俯卧位，上肢外展 90°，医生以拇指弹拨四边孔周围肌肉组织，以进一步松解粘连。

（三）术后功能锻炼

患者术后 24 小时可行肩部功能锻炼，以肩部外展上举活动为主。

【注意事项】

1. 嘱患者注意保暖，避免寒凉刺激。
2. 避免患侧上肢做重体力劳动。
3. 可配合理疗，以促进软组织修复和神经功能恢复。

第十一节　肱骨外上髁炎

【概述】

肱骨外上髁炎（external humeral epicondylitis）又称桡侧伸肌肌腱损伤、肱骨外上髁骨膜炎、肘外侧疼痛综合征，俗称网球肘，是临床引起肘部疼痛的常见病，是一种以积累性劳损或急性损伤导致的肱骨外上髁及其附近疼痛的综合征。主要病变是肌腱的反复微小损伤、撕裂引起的局部粘连、损伤性炎症或退行性变。临床以肱骨外上髁处压痛明显、肘关节旋转活动受限为特征。本病好发于经常做旋转前臂，伸屈肘关节工作或运动的人群，如网球运动员、打字员、厨师、家庭主妇等。针刀疗法对本病有了新的认识，大大简化了治疗方法，并取得了较好的效果。

【临床表现】

（一）症状

患者多有慢性积累性劳损史。患肘后外侧疼痛，活动后加重，可向前臂和上臂放散，患侧手酸痛，持物无力，严重者握拳、拧毛巾等动作难以完成。

（二）体征

肱骨外上髁的指伸肌腱及腕伸肌腱起点处局限性压痛，局部不红肿，肘关节活动范围正常。伸肌紧张试验阳性（患者手握拳屈腕，检查者将手压在患者手背侧，然后让患者对抗检查者用力伸指伸腕，引起肘外侧疼痛即为阳性）。见图3-41。

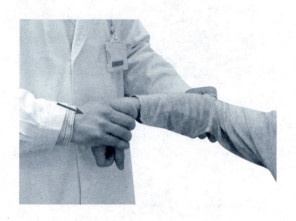

图3-41 伸肌紧张试验

（三）影像学检查

X线检查可无明显改变，病史较长者可见钙化阴影、肱骨外上髁粗糙、骨膜反应等。排除局部创伤、肿瘤等其他疾病。

【应用解剖】

肱骨下段扁宽，其两端变宽，形成肱骨内上髁、外上髁。其中，桡侧腕长伸肌、桡侧腕短伸肌、指伸肌、小指伸肌、尺侧腕伸肌以及伸肌总腱附着于肱骨外上髁，此外，肱骨外上髁还是肱桡肌和旋后肌的起点，其下部为桡侧副韧带的附着部。在肱骨外上髁附近，桡神经干分为浅、深两支，一般约在肱桡关节上下3cm的范围内，与外上髁尖水平或稍下。如图3-42、3-43所示。

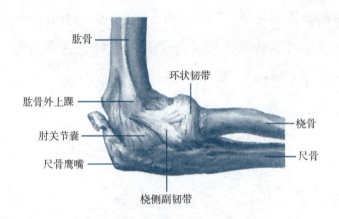

图 3-42　肱骨外上髁处的骨及韧带

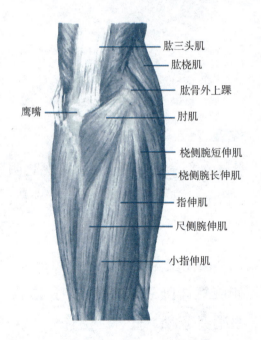

图 3-43　肱骨外上髁处的肌肉

由于肱骨外上髁是前臂伸肌的附着处，所以会受到持续、反复地牵拉，必然会造成肌腱末端的炎症、粘连、挛缩、组织纤维化等病理改变而产生肱骨外上髁炎。

【治疗】

根据针刀医学关于慢性软组织损伤的病因病理学理论，肱骨外上髁炎的关键病理机制是积累性劳损或外伤、撕裂伤后导致肱桡肌、桡侧腕长伸肌、桡侧腕短伸肌、指伸肌、小指伸肌、尺侧腕伸肌、旋后肌的肌腱出血、机化、瘢痕粘连并挤压了该处的神经血管束，因而产生疼痛、功能障碍。针刀松解法通过对病变组织施行剥离粘连，疏通阻塞，解除卡压，从而恢复肌肉动态平衡。

（一）针刀治疗

患者取仰卧位，肘关节屈曲约60°，平放于治疗床上。在肱骨外上髁及附近进行触诊，在有压痛点的位置用记号笔标记（图3-44），进行常规消毒、铺洞巾，医生戴无菌手套，先用0.5%的利多卡因进行局部麻醉，然后选用Ⅰ型4号针刀进行治疗。医生左手拇指按在施术点上，右手持针刀，刀口线与上肢纵轴平行，刀体与皮面垂直加压、刺入。针刀依次通过皮肤、皮下组织、伸肌总腱，到达肱骨外上髁骨面，先提插切割3~5下，并做纵行疏通和横行剥离，针刀下有松动感后退出针刀。操作时刀口切不可偏离肱骨外上髁骨面，同时注意询问患者前臂是否有放电感，避免损伤桡神经。

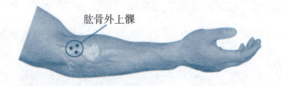

图3-44 肱骨外上髁炎针刀治疗位置示意图

针刀操作结束后按压针眼3分钟，确认无出血后，用无菌纱布覆盖、包扎。

本病一般间隔7天行1次针刀治疗,3次为1个疗程。

(二)手法治疗

患者取正坐位,以右侧肱骨外上髁炎为例,医生站于患者右侧,右手持腕使患者右前臂旋后位,左手用屈曲的拇指端压于肱骨外上髁前方,其他四指放于肘关节内侧,以右手逐渐屈曲患者肘关节至最大限度(图3-45),左手拇指用力按压患者肱骨外上髁前方,然后再伸直肘关节,同时术者左手拇指推至患肢桡骨头前面,沿桡骨头前外缘向后弹拨腕伸肌起点(图3-46),如此反复5~10次。

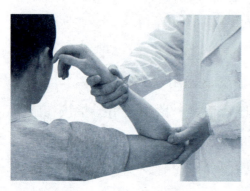

图3-45 弹拨伸肌总腱1

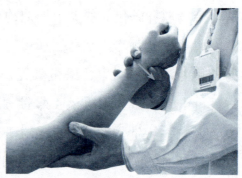

图3-46 弹拨伸肌总腱2

(三)术后功能锻炼

患者术后24小时可行肘部功能锻炼,主要采用增强肌力的训练,加强前臂伸肌群的训练,重点训练伸腕、伸指、屈腕与前臂旋前功能。

【注意事项】

1. 嘱患者注意保暖,避免寒凉刺激。

2. 注意休息,避免端提重物、拧毛巾等加重伸肌负担的动作。

3. 可配合理疗,以促进炎症消退和组织修复。

第十二节 肱骨内上髁炎

【概述】

肱骨内上髁炎（internal humeral epicondylitis）主要是由于前臂屈肌总腱和旋前圆肌肌腱的反复微小损伤、撕裂引起的局部粘连、损伤性炎症或退行性变。临床以肘关节内侧疼痛、肱骨内上髁压痛、活动受限为特征。本病好发于经常做旋转前臂以及屈腕工作或运动的人群，多见于青壮年。因为在进行高尔夫球、垒球等运动时肘关节存在明显的外展应力，而肘内侧有牵张应力，加之腕屈肌的突然收缩而致前臂屈肌总腱处损伤，故本病又称"高尔夫球肘"。

【临床表现】

（一）症状

患者多有慢性积累性劳损史。患肘内侧疼痛，用力屈腕或前臂旋转时疼痛加重。

（二）体征

肱骨内上髁处有局限性疼痛及压痛，局部肿胀多不明显，屈腕抗阻试验阳性（患者取坐位，腕关节伸直，医生一手托住患者肘部，另一手握住患者手部，嘱患者做抗阻屈腕动作，若此时出现肘内侧疼痛则为阳性）。

（三）影像学检查

肘部X线检查一般无异常变化，病史较长者可见钙化阴影、肱骨内上髁粗糙、骨膜反应等。排除局部创伤、肿瘤等其他疾病。

【应用解剖】

肱骨下段扁宽，其两端变宽，形成肱骨内上髁、外上髁。在肘关节内侧最突出的骨点即为肱骨内上髁（图3-47）。肱骨内上髁为前臂屈肌中的桡侧腕屈肌、掌长肌、尺侧腕屈肌肱头、指浅屈肌肱尺头和旋前圆肌肱头总腱的起点。尺侧副韧带的上方亦起自肱骨内上髁的前面及下面。在肱骨内上髁的内后方有一明显的沟，称为尺神经沟，其与弓状韧带围成一个骨-纤维管道，称为肘管，内有尺神经以及伴行的尺侧上副动脉、静脉通过。

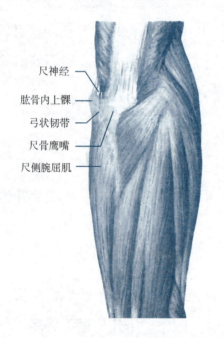
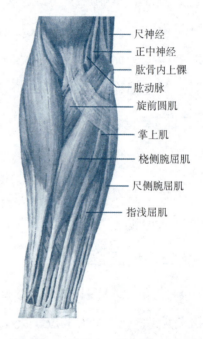

图3-47 肱骨内上髁解剖（前面）　　图3-48 肱骨内上髁解剖（后面）

本病的发病机制与肱骨外上髁炎类似，由于肱骨内上髁是前臂屈肌总腱的附着处，当受到持续、反复地牵拉，必然会造成肌腱末端的炎症、粘连、挛缩、组织纤维化等病理改变而产生肱骨内上髁炎。

【治疗】

根据针刀医学关于慢性软组织损伤的病因病理学理论，肱骨内上髁炎的关键病理机制是积累性劳损或外伤、撕裂伤后导致前臂屈肌总腱和旋前圆肌肌腱的出血机化、结疤粘连而产生疼痛、功能障碍等临床症状和体征。针刀治疗通过对病变组织施行剥离粘连，疏通阻塞，恢复肌肉动态平衡。

（一）针刀治疗

患者采用俯卧位，上肢自然放于身体两侧，患侧肘关节屈曲，前臂旋后，手心向上。在肱骨内上髁及周缘触压寻找压痛点（图3-49），并以记号笔标记，进行常规消毒、铺洞巾，医生戴无菌手套，先用0.5%的利多卡因进行局部麻醉，然后选用Ⅰ型4号针刀进行治疗。医生以食指、中指二指按压在治疗点上，右手持针刀，刀口线与前臂长轴平行，刀体与皮面垂直加压、刺入。针刀依次通过皮肤、皮下组织、屈肌总腱，到达肱骨内上髁骨面，先提插切割3~5下，并做纵行疏通和横行剥离，针刀下有松动感后退出针刀。操作时应不可偏离骨面，避免损伤尺神经及附近血管。

针刀操作结束后按压针眼3分钟，确认无出血后，用无菌纱布覆盖、包扎。

本病一般间隔7天行1次针刀治疗，3次为1个疗程。

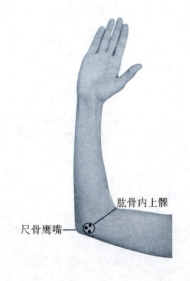

图3-49 肱骨内上髁炎针刀治疗位置示意图

（二）手法治疗

患者取坐位，医生一手抓住患者手腕，另一手拇指在肱骨内上髁处垂直于屈肌总腱弹拨3~5下（图3-50）。

（三）术后功能锻炼

患者术后24小时可行肘部功能锻炼，主要采用增强肌力的训练，加强前臂屈肌群的训练，重点训练屈腕与前臂旋转功能。

【注意事项】

1. 嘱患者注意保暖，避免寒凉刺激。

2. 注意休息，勿端提重物，勿做剧烈地前臂旋转及屈腕动作。

3. 可配合理疗，以促进炎症消退和组织修复。

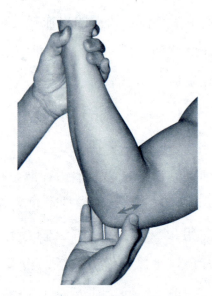

图3-50 弹拨屈肌总腱

第十三节 肱桡关节炎

【概述】

肱桡关节炎（humeroradial joint arthritis）是因为创伤、运动等因素导致肱桡关节滑膜炎症水肿、关节软骨退变、骨质增生，进而导致肘外侧疼痛和前臂旋转功能障碍的关节疾病。由于其疼痛部位和临床表现与肱骨外上髁炎相似，极易误诊为肱骨外上髁炎。针刀治疗从肱桡关节周围的软组织入手,达到筋骨并治的目的,临床效果显著。

【临床表现】

(一)症状

本病多慢性起病,以肘外侧疼痛为主要症状,前臂旋转活动时症状加重。

(二)体征

桡骨小头周缘及肱桡关节间隙处压痛,可触及条索、硬结,前臂抗阻力旋前、旋后时疼痛明显。

(三)影像学检查

肘部X线检查可见肱桡关节间隙变窄、骨质增生。排除创伤、肿瘤等其他引起肘部疼痛的疾病。

【应用解剖】

肱桡关节是肘关节的一个重要组成部分(图3-51),是前臂旋转功能的重要关节,属于滑膜关节。肱桡关节处的韧带是维持肘关节外侧稳定的结构基础,主要由桡侧副韧带和环状韧带及一些辅助韧带组成。桡侧副韧带位于肱桡关节的外侧,环状韧带覆盖在桡骨小头环状关节面上,其两端附着于尺骨桡切迹的前后缘。环状韧带的前方为肱二头肌肌腱,外侧为肱桡肌,后外侧为旋后肌纤维(图3-52)。肱桡关节滑囊位于肱二头肌肌腱和桡骨小头之间的间隙中。

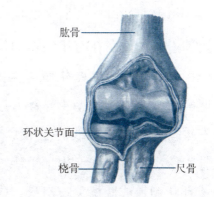

图3-51 肱桡关节解剖

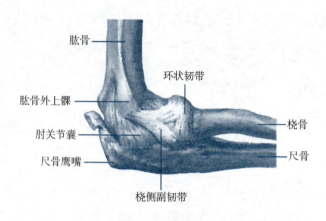

图 3-52　环状韧带解剖

【治疗】

根据针刀医学关于慢性软组织损伤的病因病理学理论和骨质增生的病因病理学理论，肱桡关节炎的根本病因是关节力平衡失调。针刀针对肱桡关节周围的病变软组织进行有针对性的治疗，通过矫正"伤筋"而"正骨"，有效地恢复肱桡的力学平衡，达到治疗目的。

（一）针刀治疗

患者取仰卧位，肘关节屈曲约60°，平放于治疗床上。在肱桡关节周围进行触诊，在有压痛点的位置用记号笔标记（图3-53），进行常规消毒、铺洞巾，医生戴无菌手套，先用0.5%的利多卡因进行局部麻醉，然后选用Ⅰ型4号针刀进行治疗。医生左手拇指按在施术点上，右手持针刀，刀口线与上肢纵轴平行，刀体与皮面垂直加压、刺入。针刀依次通过皮肤、皮下组织、肱桡肌，到达肱桡关节的桡侧副韧带或环状韧带或肱桡关节滑囊，先提插切割3~5下，并做纵行疏通和横行剥离，针刀下有松动感后退出针刀。

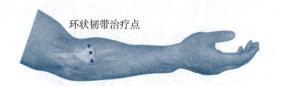

图3-53 肱桡关节炎针刀治疗位置示意图

针刀操作结束后按压针眼3分钟，确认无出血后，用无菌纱布覆盖、包扎。

本病一般间隔7天行1次针刀治疗，3次为1个疗程。

（二）手法治疗

患者取仰卧位或坐位，医生以拇指沿桡骨小头环状关节面弹拨5～10下（图3-54），可配合前臂的旋前、旋后运动。

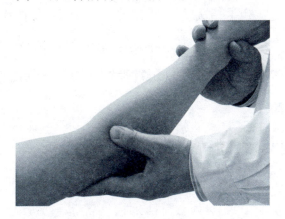

图3-54 肱桡关节炎弹拨手法

（三）术后功能锻炼

患者术后24小时可行肘部功能锻炼，主要训练前臂的旋前、旋后功能。

【注意事项】

1. 嘱患者注意保暖，避免寒凉刺激。

2. 注意休息，避免端提重物和前臂的猛力旋转动作。

3. 可配合理疗，以促进炎症消退和组织修复。

第十四节 肘管综合征

【概述】

肘管综合征（cubital tunnel syndrome，CTS）以尺神经支配区的感觉障碍、肌肉萎缩为主要表现周围卡压性疾病，又称为迟发性尺神经炎，其发病率交感，在周围神经卡压性疾病中仅次于腕管综合征，居第二位。本病一般为慢性起病，进展缓慢，早期症状较轻，患者往往未予重视，待发展到手指无力、肌肉萎缩等症状的中晚期时就诊，往往已错失最佳治疗时机。针刀对本病早期治疗效果较好，可解除神经卡压，松解局部粘连，从而恢复正常神经功能，达到治疗目的。

【临床表现】

（一）症状

患者早期症状为手尺侧及无名指、小指麻木、不适、疼痛，随着病情的进展逐渐出现手指无力、精细运动能力差、感觉减退，严重者出现尺侧屈腕肌及无名指、小指深屈肌麻痹、小鱼际肌及骨间肌萎缩，出现爪形指畸形。

（二）体征

尺神经支配区感觉减退，肘管区压痛，尺神经 Tinel 征阳性，夹纸试验阳性，严重者出现尺侧屈腕肌及无名指、小指深屈肌麻痹、小鱼际肌及骨间肌萎缩，出现爪形指畸形。

（三）影像学检查

肘部 X 线片一般无异常改变。排除肘部肿瘤、骨折等其他原因引起的尺神经卡压。

（四）电生理学检查

肌电图检查提示肘部尺神经运动传导速度减慢及动作电位潜伏期延长。

【应用解剖】

肘管位于肘后内侧后方，肱骨内上髁后方，管腔呈尖向下的漏斗形。肘管是由肱骨尺神经沟和弓状韧带围成的一椭圆形的骨－纤维管道。弓状韧带为一纤维带，是前臂深筋膜的直接延续，起于肱骨内侧髁，止于尺侧腕屈肌腱膜和尺骨鹰嘴尖，其纤维的方向大致与尺侧腕屈肌筋膜垂直，长度约为 1.5cm，宽度约为 1cm。肘管的上口为弓状韧带上缘及冠突内侧结节构成，下口为弓状韧带的下缘、尺侧腕屈肌及指浅屈肌构成，肘管内主要为尺神经及伴行的尺侧上副动脉、静脉，以及脂肪及筋膜组织。如图 3-55 所示。肘管综合征的发生主要与其特殊的解剖结构有关。当肘关节伸直时，弓状韧带呈松弛状态，肘管的容积最大，而当肘关节屈曲时，尺神经紧贴尺神经沟滑动，尺神经被牵拉，同时弓状韧带被拉紧，肘管的容积变小。研究表明，当肘关节完全屈曲时，肘管的容积减少约 55%。长期反复地牵拉、刺激、损伤可导致弓状韧带增厚、挛缩，尺神经与周围组织的粘连而发生肘管综合征。

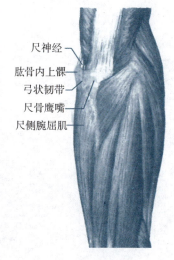

图 3-55　肘管解剖

【治疗】

根据针刀医学关于慢性软组织损伤的病因病理学理论,肘管综合征主要是由于弓状韧带增厚、挛缩造成肘管容积变小,以及尺神经与周围组织的粘连造成尺神经卡压,出现尺神经支配区域的感觉异常及功能障碍等临床症状。针刀治疗通过松解弓状韧带以及尺神经与周围软组织的粘连,扩大肘管的骨纤维管道容积,并松解正中神经与周围软组织的粘连,解除对神经的压迫和刺激,以恢复肘部的动态平衡,从而达到治疗目的。

(一) 针刀治疗

患者采用俯卧位,上肢自然放于身体两侧,患侧肘关节屈曲,前臂旋后,手心向上。在弓状韧带的两端及尺神经沟处触压寻找压痛点,并以记号笔标记(图3-56),进行常规消毒、铺洞巾,医生戴无菌手套,先用0.5%的利多卡因进行局部麻醉,然后选用Ⅰ型4号针刀进行治疗。

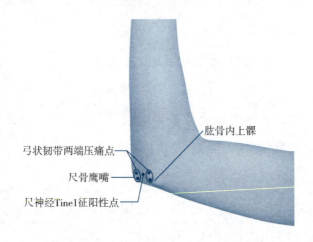

图3-56 肘管综合征针刀治疗位置示意图

1. 弓状韧带两端压痛点的操作 医生以左手拇指用力压在治疗

点上，右手持针刀，刀口线与尺神经沟长轴平行，刀体与皮面垂直加压、刺入。针刀依次通过皮肤、皮下组织，到达肱骨内上髁或尺骨鹰嘴骨面，行点状扇形提插切割 3~5 下，并做纵行疏通，针刀下有松动感后退出针刀。操作时宜轻柔缓和，不可偏离骨面，以免损伤神经和血管。

2. 尺神经 Tinel 征阳性点的操作　医生左手拇指按在施术点上，右手持针刀，刀口线与尺神经长轴平行，刀体与皮面垂直加压、刺入。针刀依次通过皮肤、皮下组织、弓状韧带，到达尺神经附近，先轻轻提插切割 3~5 下，然后左右摆动针刀，有麻胀感或放电感后退出针刀。操作时动作宜缓慢轻柔，避免损伤尺神经。

针刀操作结束后按压针眼 3 分钟，确认无出血后，用无菌纱布覆盖、包扎。

本病一般间隔 7 天行 1 次针刀治疗，3 次为 1 个疗程。

（二）手法治疗

患者取仰卧位，医生一手拇指稍用力按在尺神经沟处，一手握住患者手腕，被动屈伸患者肘关节 3~5 次。

（三）术后功能锻炼

患者术后 24 小时可行肘部功能锻炼，主要做肘关节的屈伸运动锻炼。

【注意事项】

1. 嘱患者注意保暖，避免寒凉刺激。
2. 避免重复性肘部屈伸运动，特别是重力屈伸运动。
3. 可配合理疗，以促进神经功能恢复。

第十五节 腕管综合征

【概述】

腕管综合征（carpal tunnel syndrome，CTS）又称腕管狭窄症、正中神经卡压症，是由于多种原因导致腕管内容积减少或压力增高，使正中神经在腕管内被卡压而产生腕手部疼痛、麻木，使正中神经在腕管内被卡压而产生腕手部疼痛、麻木为主要临床表现的一组症候群。严重者可出现手指无力、大鱼际进行性萎缩等临床表现。本病为临床常见病，是周围神经卡压中最常见的一种，发病率较高，以重复性手部运动，特别是抓握性手部运动者多见，中年人多发，女性多于男性。

【临床表现】

（一）症状

腕部疼痛并伴有桡侧三个半手指麻木、疼痛和感觉异常，夜间或反复屈伸腕关节后症状加重。病情较重者可出现手指无力，捏物障碍甚至手持物品时不自主掉落等，病程较久可出现大鱼际进行性萎缩。

（二）体征

掌根部肿胀或压痛，屈腕试验（腕关节极度掌屈，持续1分钟后，自觉正中神经分布区手指皮肤麻木加重者为阳性）阳性。

（三）影像学检查

手部X线片一般无异常改变。排除腕部肿瘤、骨折等其他原因引起的正中神经卡压。

（四）电生理学检查

肌电图检查提示正中神经损伤。神经诱发电位检查可分段测定神经传导速度,而发现神经卡压的部位,有利于指导针刀治疗。

【应用解剖】

腕管位于腕前区,是一个横断面近似梯形的骨-纤维管道,腕管的顶部为腕横韧带,腕管底部及两侧由8块腕骨及腕骨上覆盖的桡腕掌侧韧带、腕辐状韧带构成,如图3-57所示。腕管内有正中神经和9条屈肌腱(包括4条指浅屈肌腱、4条指深屈肌腱和1条拇长屈肌腱,如图3-58所示)。浅层为指浅屈肌腱和正中神经,深层为指深屈肌腱及拇长屈肌腱。在腕管的尺侧、桡侧和中央分别有尺动脉、桡动脉和正中动脉的分支。腕横韧带属致密结缔组织,边界清楚,厚而坚韧,无弹性。腕横韧带尺侧端附着于豌豆骨和钩骨钩,桡侧端分浅、深两层,附着于手舟骨结节和大多角骨结节。其宽度从远侧腕横纹至远侧约3.0cm处,远侧比近侧厚,近侧端与腕掌侧韧带相连,远侧端与掌腱膜相续。正中神经居于腕横韧带桡侧半的深面,在腕管近侧端的指浅屈肌腱桡侧、拇长屈肌腱的浅面往远侧端走向中央,行于指浅屈肌腱与腕横韧带之间,并且更靠近腕横韧带。正中神经与肌腱、血管之间均有疏松的结缔组织和少量的脂肪填充。

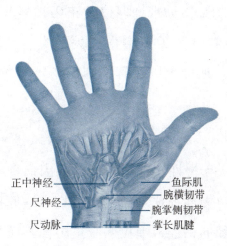

图3-57 腕管掌面解剖图

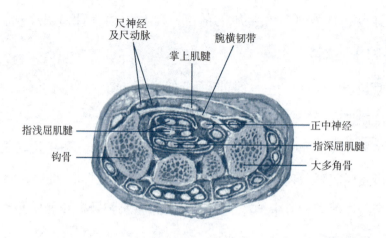

图 3-58 腕管横断面解剖图

由于构成腕管的腕横韧带厚而坚韧,缺乏弹性;正中神经居于肌腱与韧带之间,结构排列紧密,空隙有限;腕管横断面积是远侧端小于近侧端,而正中神经左右径在腕管内则是远侧端大于近侧端,神经与腕横韧带的垂直距离在远侧端又较短。因此,任何使腕管狭小或内容物胀大的因素,均可压迫正中神经,发生腕管综合征,尤其在远侧端更明显。在临床上,引起腕管综合征的最常见原因是各种急慢性损伤导致的腕横韧带增厚以及正中神经与周围组织的粘连。其他如腕部骨折、腕骨间关节增生性关节炎、腱鞘囊肿、脂肪瘤、类风湿性腱滑膜炎、肌腱炎以及解剖结构变异等均可压迫正中神经,引起腕管综合征。

【治疗】

根据针刀医学关于慢性软组织损伤的病因病理学理论,腕管综合征主要是由于各种急慢性损伤导致的腕横韧带增厚挤压正中神经,或周围组织与正中神经的粘连,牵拉刺激正中神经而导致腕部动态平衡失调,引起一系列的症状。针刀治疗通过松解腕横韧带以及正中神经与周围软组织的粘连，扩大腕管的骨纤维管道容积，解除对神经的压迫和刺激，恢复腕部的动态平衡，从而达到治疗目的。

（一）针刀治疗

患者采用仰卧位，上肢自然放于身体两侧，患侧手心向上。在腕横韧带两端及正中神经附近触压寻找压痛点，并以记号笔标记（图3-59）。进行常规消毒、铺洞巾，医生戴无菌手套，先用0.5%的利多卡因进行局部麻醉，然后选用Ⅰ型4号针刀进行治疗。

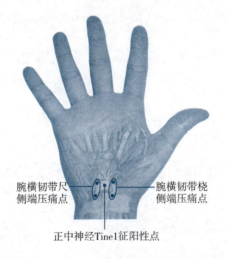

图3-59　腕管综合征针刀治疗位置示意图

1. 腕横韧带尺侧端压痛点的操作　医生以左手拇指用力压在治疗点的尺侧，右手持针刀，刀口线与上肢长轴平行，刀体与皮面垂直加压、刺入。针刀依次通过皮肤、皮下组织、小鱼际肌，到达豌豆骨或钩骨骨面，进行扇形点状提插切割3~5下（图3-60），并做纵行疏通，针刀下有松动感后退出针刀。因此处有尺动脉和尺神经通过，操作时宜轻柔缓和，不可用猛力提插切割，以免损伤动脉和神经。

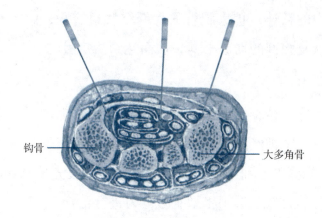

钩骨　　　　　　　大多角骨

图 3-60　腕管综合征针刀治疗横断面示意图

2. 腕横韧带桡侧端压痛点的操作　医生以左手拇指用力压在治疗点的桡侧，右手持针刀，刀口线与上肢长轴平行，刀体与皮面垂直加压、刺入。针刀依次通过皮肤、皮下组织、鱼际肌，到达手舟骨结节或大多角骨结节骨面，进行扇形点状提插切割 3~5 下，并做纵行疏通，针刀下有松动感后退出针刀。操作时宜轻柔缓和，不可用猛力提插切割，以免损伤动脉和神经。

3. 正中神经 Tinel 征阳性点的操作　医生左手拇指按在施术点上，右手持针刀，刀口线与上肢长轴平行，刀体与皮面垂直加压、刺入。针刀依次通过皮肤、皮下组织、腕横韧带，到达正中神经附近，先轻轻提插切割 3~5 下，然后左右摆动针刀，有麻胀感或放电感后退出针刀。操作时动作宜缓慢轻柔，避免损伤正中神经。

针刀操作结束后按压针眼 3 分钟，确认无出血后，用无菌纱布覆盖、包扎。

本病一般间隔 7 天行 1 次针刀治疗，3 次为 1 个疗程。

（二）手法治疗

患者仰卧位，前臂屈曲并旋前，掌心向上，医生双手拇指分别按压在腕横韧带的两端,其余四指托住患者手背,然后用力背伸患者腕关节 1~2 次。

(三) 术后功能锻炼

患者术后 24 小时可行腕部功能锻炼,以腕部屈伸锻炼为主。

【注意事项】

1. 嘱患者注意保暖,避免寒凉刺激。

2. 避免重复性手部运动,特别是抓握性手部运动。

3. 肥胖可能是腕管综合征的一个重要发病因素,体重超重者应注意减肥。

第十六节 屈指肌腱狭窄性腱鞘炎

【概述】

屈指肌腱狭窄性腱鞘炎(stenosing tenosynovitis of flexor tendon)又称"扳机指""弹响指",是狭窄性腱鞘炎中的一种,主要是由于屈指肌腱和腱鞘之间的反复摩擦损伤,导致腱鞘狭窄和肌腱增生、膨大,临床以掌指关节处疼痛和弹响为特征。本病为临床常见病、多发病,可发生于任何年龄,多见于手工劳动者,女性多于男性。任何手指均可发生,多见于拇指、食指及中指。本病虽然病变范围较小,但给患者的生活带来极大不便,患者在其早期症状轻时大多未予重视,不能及时就诊治疗,少数病例反复进行封闭治疗,导致局部粘连较重,给治疗带来诸多困难。针刀治疗主要针对狭窄的腱鞘进行切割松解,解除狭窄的腱鞘对肌腱的卡压而达到治疗目的,临床效果显著。

【临床表现】

（一）症状

早期表现为掌指关节处有局限性酸痛，患指屈伸不灵活，晨起或劳累后加重，活动后好转，活动稍受限。当病情逐渐发展，疼痛可向手指远端及腕部放射，屈伸活动障碍加重，出现弹响或手指交锁现象，严重时患指不能屈伸。

（二）体征

患处局限性压痛明显，局限性隆起，掌指关节面掌侧可触及皮下结节性肿物，手指屈伸活动时可感到结节性肿物滑动，并伴有弹响。

（三）影像学检查

手部 X 线检查一般无明显改变。排除肌腱肿瘤、类风湿性疾病等其他疾病引起肌腱肿大。

【应用解剖】

屈指肌腱腱鞘是套在指浅屈肌腱和指深屈肌腱表面的鞘管，其作用是使肌腱固定于一定位置并减少肌腱与骨面之间的摩擦。屈指肌腱腱鞘由腱纤维鞘及滑膜鞘组成（图3-61）。腱纤维鞘位于外层，为掌侧深筋膜增厚所形成，附着于指骨关节囊的两侧，具有固定肌腱的作用，并在运动时起到滑车的作用。滑膜鞘位于腱纤维鞘内，是包绕在肌腱周围的双层套管状的滑液鞘，分脏层和壁层。脏层包绕在肌腱的

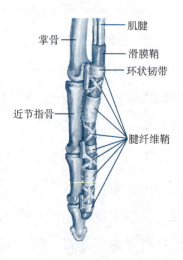

图3-61 屈指肌腱腱鞘解剖

表面，壁层紧贴在腱纤维鞘的内侧面。滑膜鞘的两层之间含有少量滑液，起保护、润滑和营养肌腱的作用。在内、外层滑膜转折部，其间的结缔组织、血管、神经和淋巴管一起在贴骨面的一侧相互移行而形成滑膜皱襞——腱纽，腱纽是滑膜肌腱与周围组织之间的重要联系通道。指神经和指动脉走行于手指的两侧。

为防止手指运动时肌腱像弓弦样弹起，或向两侧滑移，在跨越关节处，腱纤维鞘增厚，将肌腱约束在骨面上，因此，在腱鞘与指骨之间形成了弹性极小的"骨-纤维管道"，腱纤维鞘在掌指关节处增厚最为明显，称为环状韧带。

目前认为屈肌肌腱狭窄性腱鞘炎的发病原因主要是由于肌腱和腱鞘的特殊解剖结构所致。在正常活动时，腱鞘和指骨之间的"骨-纤维管道"可保证肌腱在"骨-纤维管道"内自由滑动，使关节的活动稳定并顺畅，但是长期反复地活动，可引起肌腱与腱鞘之间的过度摩擦，使腱鞘局部充血、水肿、增厚，从而造成腱鞘局部狭窄，卡压肌腱，同时病变局部的骨性突起加大了肌腱与腱鞘之间的摩擦，加重腱鞘的狭窄。长期的腱鞘狭窄可挤压肌腱，造成肌腱的增生、膨大。

【治疗】

根据针刀医学关于慢性软组织损伤的病因病理学理论，屈指肌腱狭窄性腱鞘炎主要是各种急慢性损伤导致局限性腱鞘狭窄，以及肌腱的增生、膨大使手指屈伸功能障碍而产生的临床症状。针刀通过切割松解狭窄的腱鞘而解决手指屈伸受限的问题，恢复手指的正常屈伸功能。

(一) 针刀治疗

患者采用仰卧位，上肢自然放于身体两侧，患侧手心向上。医生首先触摸到患指肌腱肿大的结节，嘱患者做患指掌屈动作，当患指慢

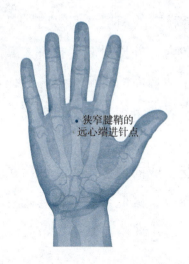

图3-62 屈指肌腱狭窄性腱鞘炎的针刀治疗位置示意图

慢掌屈至"卡住"但未出现弹响的位置时，用记号笔标记结节的近心端位置，此处即是狭窄腱鞘的远心端（图3-62），进行常规消毒、铺洞巾，医生戴无菌手套，先用0.5%的利多卡因进行局部麻醉，然后选用Ⅰ型4号针刀进行治疗。医生左手按在患者肌腱上，右手持针刀，刀口线与屈指肌腱纵轴平行，刀体与皮面垂直加压、刺入。针刀依次通过皮肤、皮下组织、掌腱膜，到达屈指肌腱鞘，卧倒针身，沿肌腱纵轴向近心端推割3～5下，至针刀刀口处纤维样阻力感消失后，退出针刀。操作时动作宜缓慢轻柔，不可过深或左右倾斜，以免损伤腱纽及指动脉、指神经。

针刀操作结束后按压针眼5～10分钟，确认无出血后，用无菌纱布覆盖、包扎。

本病一般1次即可治愈，1次未愈者可在4～6周后再做1次针刀治疗。

（二）手法治疗

患者取仰卧位，医生一手托住患者手背，另一手拇指指腹沿屈指肌腱走行方向推揉3～5次，然后掌屈、背伸患指2～3下。

（三）术后功能锻炼

患者术后4小时即可行患指功能锻炼，主要是做主动地和被动地患指屈伸运动。

【注意事项】

1. 嘱患者注意保暖，避免寒凉刺激。
2. 可配合理疗，促进功能恢复。

第十七节　桡骨茎突部狭窄性腱鞘炎

【概述】

桡骨茎突部狭窄性腱鞘炎（stenosal tendosynovitis of styloid process of radius）主要是由于长期的、反复的腕关节桡偏、拇指过度伸展而引起拇短伸肌腱和拇长展肌腱过度摩擦，使腱鞘产生损伤性炎症，局部肌腱、腱鞘因炎症导致肿胀或增生而影响拇指和腕部功能。临床以桡骨茎突部疼痛、肿胀、拇指和腕部功能障碍为特征。本病为临床常见病，多发于女性，尤其是哺乳期妇女和协助照顾婴幼儿的中老年妇女更为多见，俗称"妈妈手"或"奶奶手"，亦常见于长期从事腕部操作的劳动者。针刀通过对局部腱鞘的切割松解，减少腱鞘对肌腱的压迫和摩擦，从而恢复拇指和腕部功能，临床效果较为显著。

【临床表现】

（一）症状

患者多有劳损史，主要表现为桡骨茎突部疼痛，肿胀隆起，劳累后或寒冷刺激后疼痛加剧，疼痛可向拇指和前臂扩散，握持重物时感到手腕无力，疼痛加重。

（二）体征

桡骨茎突部局限性压痛，肿大突起，有时可触及皮下硬结，拇指伸展及腕部尺偏活动受限。握拳尺偏试验阳性（嘱患者拇指屈曲内收，其余四指握住拇指，然后做腕部尺偏动作，若此时桡骨茎突处出现疼痛或疼痛加重为阳性）。

（三）影像学检查

手部 X 线检查一般无明显改变，或显示桡骨茎突部软组织肿胀。排除肌腱肿瘤、类风湿性疾病等其他疾病引起肌腱肿大。

【应用解剖】

桡骨下端外侧面粗糙，向下方突出的锥形突起部分称为桡骨茎突（图3-63）。桡骨茎突的上界为经过尺切迹下缘所作的水平线，其下界为桡骨茎突尖。桡骨茎突的外侧有两条浅沟，分别有拇长展肌腱及拇短伸肌腱经过，其上有腕背侧韧带覆盖，骨与韧带形成骨-纤维管道。拇长展肌腱及拇短伸肌腱穿出骨-纤维管道后，分别止于拇指及第1掌骨。

解剖学研究表明，当腕关节尺偏时，位于骨-纤维管道中的拇长展肌腱及拇短伸肌腱明显受到挤压和摩擦，长期反复地挤压和摩擦，必然造成局部肌腱和腱鞘的炎症、肿胀，日久形成粘连、纤维增生，进而造成局部疼痛、膨大和功能障碍。

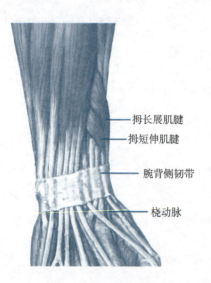

图3-63 桡骨茎突部解剖

拇长展肌腱
拇短伸肌腱
腕背侧韧带
桡动脉

【治疗】

根据针刀医学关于慢性软组织损伤的病因病理学理论，桡骨茎突部狭窄性腱鞘炎主要是桡骨茎突部腱鞘狭窄以及肌腱的增生、膨大，使拇指和腕部功能障碍而产生相应的临床症状。针刀通过切割松解狭窄的腱鞘而解除临床症状,恢复拇指和腕部的功能。

(一)针刀治疗

患者采用仰卧位,上肢自然放于身体两侧,患手桡侧在上。在桡骨茎突上寻找压痛点(图3-64),用记号笔标记,进行常规消毒、铺洞巾,医生戴无菌手套,先用0.5%的利多卡因进行局部麻醉,然后选用Ⅰ型4号针刀进行治疗。医生左手先触及桡动脉,然后用拇指压住并拨开桡动脉,右手持针刀,刀口线与肌腱纵轴平行,刀体与皮面垂直加压、刺入。针刀依次通过皮肤、皮下组织、腕背侧韧带,到达拇长展肌腱及拇短伸肌腱腱鞘,先提插切割2~3下,然后沿肌腱纵轴做点状扇形提插切割3~5下,退出针刀。操作时注意勿向内侧及远端进针刀,以免损伤桡动脉。

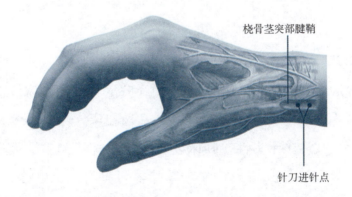

图3-64 桡骨茎突狭窄性腱鞘炎针刀治疗位置示意图

针刀操作结束后按压针眼3分钟,确认无出血后,用无菌纱布覆盖、包扎。

本病一般1次即可治愈,未愈者可在4~6周后再做1次针刀治疗。

（二）手法治疗

患者取仰卧位，医生双手握住患者手部，拇指按在桡骨茎突上，用力沿肌腱走行方向推挒 3~5 次，然后过度尺偏腕关节 2~3 下。

（三）术后功能锻炼

患者术后 4 小时即可行功能锻炼，主要是做拇指的内收、伸展和腕部的尺偏、桡偏运动。

【注意事项】

1. 嘱患者注意保暖，避免寒凉刺激。
2. 两周内勿端提重物。
3. 可配合理疗，促进功能恢复。

第十八节　腱鞘囊肿

【概述】

腱鞘囊肿（ganglion cyst）是一种内含胶冻状黏稠液体的良性囊性肿物，好发于腕关节、踝关节背面，是一种临床常见病和多发病，多见于中青年，女性多于男性。临床以发生于手腕背侧、足背附近的表面光滑、有囊性感的肿块为特征。囊肿多为单房性，也可为多房性。近年来，由于电脑的迅速普及和智能手机的广泛使用，腱鞘囊肿的发病率明显增高。针刀治疗该病直达病灶，破坏囊壁，创伤小且不易复发，是临床治疗腱鞘囊肿的一种简易方法。

【临床表现】

（一）症状

本病常呈慢性病程，初起为一个缓慢长大的包块，体积小时无症状，体积逐渐增大时，可有疼痛感或关节活动时有酸胀感。

（二）体征

肿块大小不等，直径约 0.5~2.5cm，半球形，表面光滑，与皮肤无粘连，但附着于肌腱，活动性较小，有囊性感，重压有酸痛感。

（三）超声检查

彩超检查具有方法简便、无创伤、无放射性的优点，可进行多次重复检查，以使定位分型准确，从而能实时地、准确地提示腱鞘囊肿的情况。腱鞘囊肿大部分呈圆形或椭圆形，多为单发，边界清晰，边缘规则，可见包膜，透声性好，彩色多普勒显示囊内无血流信号。排除腱鞘巨细胞瘤、脂肪瘤、血管瘤等其他疾病。

【应用解剖】

腱鞘是包绕在某些长肌腱表面的鞘管，多位于活动范围较大的关节处，其作用是固定肌腱并减少肌腱与骨面之间的摩擦。腱鞘由外层的腱纤维鞘和内层的腱滑膜鞘共同组成（图3-65）。腱滑膜鞘呈双层套管状结构，分脏层和壁层。脏层包绕在肌腱的表面，壁层紧贴在腱纤维鞘的内侧面。腱滑膜鞘的两层之间含有少量滑液，起保护、润滑和营养肌腱的作用。内、外层滑膜转折部的结缔组织、血管、神经和淋巴管一起在贴骨面的一侧相互移行，形成滑膜皱襞——腱纽，腱纽是滑膜肌腱与周围组织之间的重要联系通道。

一般认为，腱鞘囊肿可能的病因是慢性损伤使滑膜腔内滑液增多而形成囊

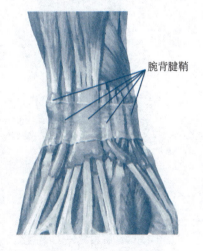

图3-65 腕背腱鞘示意图

性疝出或结缔组织黏液退行性变。腱鞘囊肿的囊壁为致密坚韧的纤维结缔组织，囊内为无色或微黄色透明胶冻状黏稠液体。

【治疗】

根据针刀医学关于慢性软组织损伤的病因病理学理论，腱鞘囊肿主要是由慢性损伤使滑膜腔内滑液增多。出现囊性疝出或结缔组织黏液退行性变而形成的良性肿物，由于其位于肌腱周围，当囊肿增大到一定程度时可影响肌腱的正常功能。针刀治疗通过切开囊壁，挤出囊液而达到治疗目的。

（一）针刀治疗

根据腱鞘囊肿发生的位置选择合适体位，原则上是能充分暴露囊肿部位，患者易于保持姿势且方便医生操作。医生首先要摸清囊肿的大小和边界，在囊肿定点处用记号笔标记（图3-66），进行常规消毒、铺洞巾。医生戴无菌手套，先用0.5%的利多卡因进行局部麻醉，然后选用Ⅰ型4号针刀进行治疗。医生左手食指和中指按在囊肿的两侧，右手持针刀，刀口线与肌腱纵轴平行，刀体与皮面垂直加压、刺入。针刀依次通过皮肤、皮下组织，到达囊肿处，针刀穿透囊壁时会有落空感，先垂直提插切开囊壁2~3下，然后调转针刀方向，分别向前、后、左、右行通透切割2~3下，然后退出针刀。操作时注意保护肌腱及囊肿周围的神经、血管。

针刀操作结束后即行手法挤压，

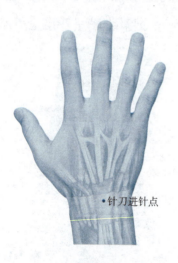

图3-66 腱鞘囊肿针刀治疗位置示意图

挤出囊液至囊肿消失，确认无出血后，用无菌纱布覆盖、加压包扎。

本病一般1次针刀治疗即可治愈。

（二）手法治疗

根据腱鞘囊肿发生的位置选择合适体位，医生两手持无菌纱布从囊肿周边用力向针孔处挤出囊液，直至囊肿消失，然后用力按揉囊肿处1分钟，加压包扎。

（三）术后功能锻炼

患者术后24小时即可行功能锻炼，主要是做囊肿处肌腱的屈伸锻炼。

【注意事项】

1. 嘱患者注意保暖，避免寒凉刺激。
2. 避免囊肿处肌腱的重复性动作，防止囊肿复发。

第十九节　第1腕掌关节炎

【概述】

第1腕掌关节炎（osteoarthritis of the first carpometacarpal joint）是临床常见的骨关节炎之一，以中年女性多见，常常隐匿起病，缺少明确外伤史，且进展缓慢。拇指的功能占全手功能的40%，而第1腕掌关节是拇指稳定与活动的基石，也是手关节中活动量及活动幅度最大的关节。因此，其发生骨关节炎的概率也较大。流行病学调查表明，75岁以上的人群中，有25%的男性及40%的女性患有第1腕掌关节炎。第1腕掌关节炎造成的功能障碍将严重影响手的功能，从而影响患者的生活质量。依据慢性软组织损伤的病因病理学理论以及骨质增生的病因病理学理论，针刀治疗从松解第1腕掌关节周围的软组织，尤其是改善韧带的功能状态入手，恢复第1腕掌关节的力学平衡，取得了显著的治疗效果。

【临床表现】

（一）症状

主要表现为第1腕掌关节疼痛，周围肿胀、膨大，晨起时手指关节僵硬、疼痛，活动片刻便可好转。

（二）体征

第1腕掌关节周围压痛，软组织肿胀或呈骨性膨大，被动活动时可闻及骨擦音，严重者出现手指畸形、大鱼际萎缩，或第1腕掌关节半脱位而呈方形手，导致手功能障碍或功能丧失。

（三）影像学检查

手部X线检查可表现为关节间隙变窄、骨质增生、骨赘形成等。排除手部骨肿瘤、创伤等引起的第1腕掌关节病变。

（四）临床分期

根据X线表现可将第1腕掌关节炎分为4期。

Ⅰ期：关节轮廓正常。但因关节积液或关节韧带松弛可能使关节间隙有所增宽。

Ⅱ期：关节间隙出现轻度狭窄。软骨下骨质稍有硬化，关节内可出现小于2mm的骨赘或游离体，大多角骨、舟骨关节正常。

Ⅲ期：关节间隙明显狭窄或间隙消失。伴有骨质囊性变、骨硬化和大于2mm的游离体，有不同程度的半脱位，但一般大多角骨、舟骨关节不受累。

Ⅳ期：关节间隙完全消失。关节周围形成大的骨赘以及出现明显的软骨下硬化，伴有大多角骨、小多角骨、舟骨关节的骨性关节炎改变。

【应用解剖】

第1腕掌关节位于第1掌骨基底和大多角骨之间，为鞍状关节（见图3-67）。第1腕掌关节是拇指稳定与活动的基石，也是手关节中活动幅度最大的关节，具有外展内收、掌屈背伸、旋前旋后、对掌回位等多项运动功能。

第1腕掌关节的稳定主要依靠其周围的韧带。第1腕掌关节韧带共有7条，包括前浅斜韧带、前深斜韧带、桡背侧韧带、后斜韧带、尺侧副韧带、掌骨间韧带、掌骨间背侧韧带。前浅斜韧带起自大多角骨结节，由外上斜向内下，止于掌骨基底尺掌侧结节。前深斜韧带，又称前斜韧带、喙状韧带，位于前浅斜韧带深面，起自大多角骨结节尺侧，止于掌骨基底掌侧茎突尺侧。桡背侧韧带是7条韧带中最短、最宽和最厚的韧带，稳定作用最强，起自大多角骨桡背侧结节，呈扇形分布，止于掌骨基底关节面背侧缘。后斜韧带起自桡背侧韧带的尺侧，由外上斜向内下，止于掌骨基底尺背侧面及尺掌侧结节。尺侧副韧带起自腕横韧带远侧缘，由外上斜向内下行走，附着在前浅斜韧带止点的尺侧和浅面。掌骨间韧带起自第2掌骨基底桡背侧面，斜向掌侧，与后斜韧带、尺侧副韧带一起止于第1掌骨基底尺掌侧结节。掌骨间背侧韧带起自第2掌骨桡背侧结节，止于第1掌骨尺背侧角的背面。

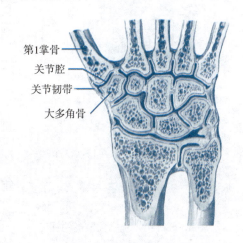

图3-67 第1腕掌关节冠状剖面图

第1腕掌关节的神经支配主要来自于桡神经浅支、前臂外侧皮神经、正中神经掌皮支及正中神经返支的关节支。

【治疗】

根据针刀医学关于慢性软组织损伤的病因病理学理论和骨质增生的病因病理学理论，第1腕掌关节炎的根本病因是关节力平衡失调，而关节周围韧带的粘连、瘢痕、挛缩等造成的软组织动态平衡失调是导致关节力平衡失调的重要原因。针刀治疗针对第1腕掌关节周围的病变软组织进行针对性的治疗，通过矫正"伤筋"以"正骨"，有效地恢复关节的力学平衡，从而达到治疗目的。

（一）针刀治疗

患者采用仰卧位，上肢自然放于身体两侧，患侧前臂旋前，掌心向上。根据患者临床症状和影像学表现，在第1腕掌关节周围进行触诊，在有压痛点的位置用记号笔标记（图3-68），做常规消毒、铺洞巾。医生戴无菌手套，先用0.5%的利多卡因进行局部麻醉，然后选用Ⅰ型4号针刀进行治疗。医生左手拇指按在施术点上，右手持针刀，刀口线与第1掌骨纵轴平行，刀体与皮面垂直加压、刺入。针刀依次通过皮肤、皮下组织，到达第1掌骨基底或大多角骨骨面，先提插切割3~5下，并做纵行疏通和横行剥离，针刀下有松动感后退出针刀。

针刀操作结束后按压针眼3分钟，

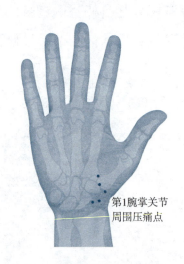

图3-68　第1腕掌关节炎的针刀治疗位置示意图

确认无出血后,用无菌纱布覆盖、包扎。

本病一般间隔 7 天行 1 次针刀治疗,3 次为 1 个疗程。

(二) 手法治疗

患者取仰卧位或坐位,医生以拇指指腹沿第 1 掌骨纵轴推揉 5~10 下,然后用力内收掌屈第 1 腕掌关节 2~3 次。

(三) 术后功能锻炼

患者术后 24 小时可行关节功能锻炼,主要做第 1 腕掌关节的外展内收、掌屈背伸等活动。动作宜缓慢、轻柔,幅度不宜过大。

【注意事项】

1. 嘱患者注意保暖,避免寒凉刺激。
2. 建议患者佩戴支具,限制活动,以有效辅助恢复。
3. 可配合理疗,以改善局部血液循环,促进局部软组织修复。

第二十节 腰椎间盘突出症

【概述】

腰椎间盘突出症(lumbar disc herniation,LDH)是临床上引起腰腿疼痛常见病之一,是由于多种原因引起纤维环破裂、髓核向后方或斜后方突出,刺激或压迫神经根、血管或脊髓等组织,从而产生相应的临床症状。通常以腰痛且伴有坐骨神经放射性疼痛等症状为特征。该病好发于 30~55 岁的体力劳动者或长期坐位工作者,以及平时缺乏锻炼者。多数患者既往有腰痛史或扭伤史。本病为针刀治疗的优势病种,治疗效果较为理想,且具有创伤小、恢复快、患者易于接受的优点。

【临床表现】

（一）症状

患者多有腰痛反复发作史或腰部外伤史，腰背痛可局限于腰骶部，也可合并根性下肢痛，疼痛多沿大腿后侧向下放射至小腿外侧、足跟部或足背外侧（坐骨神经受累），少数患者可放射至大腿前外侧、膝前部和小腿前内侧（股神经受累）。久行、久立或劳累后症状加重，休息后可缓解，严重者活动困难。咳嗽、打喷嚏、排便等动作会使腹压增加，导致疼痛加剧。

（二）体征

直腿抬高试验（患者取仰卧位，双下肢伸直，检查者一手扶住患者膝部，使膝关节伸直，另一手握住踝部并慢慢抬高，直至患者产生下肢放射痛为止，记录此时下肢与床面的角度，即为直腿抬高角度，见图3-69。正常人一般可达到80°~90°。若抬高不足70°，且伴有下肢后侧的放射性疼痛，则为阳性）及加强试验（患者仰卧，在直腿抬高试验出现下肢后侧放射性疼痛时，将下肢抬高程度放低少许，使放射性疼痛消失，此时将患者的踝关节背屈，见图3-70，又引起下肢后侧的放射性疼痛，即为加强试验阳性）阳性，或股神经牵拉试验（患者取俯卧位，下肢伸直，检查者一手压住患者骶部，另一手托住膝部，将患侧下肢过度伸展，见图3-71，如出现大腿前侧放射痛则为阳性）阳性。受压神经分布区可有肌力减弱、肌肉萎缩、感觉异常和反射改变。可伴有脊柱侧凸，脊柱前屈或后伸、侧屈受限，病侧椎板间隙有压痛，重者疼痛向下肢放射。

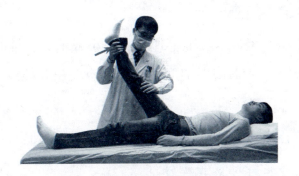

图 3-69 直腿抬高试验

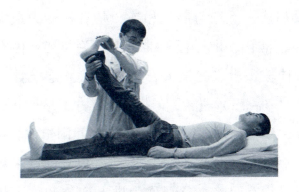

图 3-70 直腿抬高加强试验

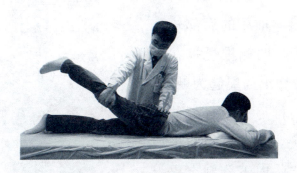

图 3-71 股神经牵拉试验

（三）影像学检查

腰椎 X 线检查可显示腰椎生理前凸减小或消失，椎间隙变窄（前窄后宽），腰椎 CT 或 MRI 检查可提示椎间盘突出和神经根受压。排除脊柱结核等其他骨骼疾病。

【应用解剖】

（一）腰椎的椎骨及其连结

腰椎由 5 节椎骨借助椎间盘、椎间关节和韧带等结构构成，其上端与脊柱胸段相连，下端与骶骨相连，是脊柱受力最大的部位。每块腰椎由椎体、椎孔、椎弓板、椎弓根、关节突、横突、棘突等组成。腰椎的椎体较颈椎、胸椎大，呈短柱状，是椎骨承重的主要部分（图 3-72 和 3-73）。椎弓位于椎体后方，呈弓状。椎体与椎弓共同围成椎孔，呈三角形，5 节腰椎的椎孔共同组成腰部椎管。椎弓的前部与椎体后外侧相连的部分称为椎弓根，椎弓根粗大，伸向后方，其上、下缘均有凹陷，分别称为椎上切迹和椎下切迹。相邻椎骨的上、下切迹构成椎间孔，内有脊神经通过。椎弓的后部较宽阔，称椎弓板。两侧椎弓板在后方融合并向后伸出的突起为棘突。两侧椎弓根与椎弓板结合处伸出的突起为横突。在椎弓根与椎弓板结合处向上、向下分别突出上关节突和下关节突各 1 对。腰椎的关节突比胸椎粗大，呈矢状位，关节突均有较平的关节面，与相

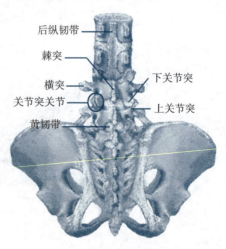

图 3-72 腰部的椎骨及其连结（后面）

邻椎骨关节突构成关节突关节，上有关节突关节囊包裹。

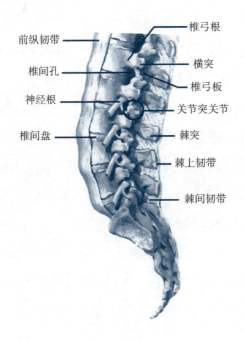

图3-73 腰部的椎骨及其连结（侧面）

在椎管侧方有侧隐窝，侧隐窝是脊神经根通过的管道，其前壁为椎体及椎间盘后缘，后壁为黄韧带及上关节突前与椎弓板及椎弓根连结处，外壁为椎弓根内面，内侧为硬脊膜。侧隐窝入口处相当于上关节突前缘平面，其向下外续于椎间孔。

脊柱腰段位于胸廓和骨盆之间，呈生理性前凸。在发育过程中，由于腰椎生理前凸的存在，第1、2腰椎和第4、5腰椎节前后缘承受压力不等，致使第1、2腰椎的椎体呈现前窄后宽，第4、5腰椎体则为前宽后窄，只有第3腰椎体前后宽窄接近一致。第3腰椎体位于前凸顶部，为腰椎活动中心，是腰椎前屈后伸以及左右旋转时活动的枢纽，且腰椎横突以第3腰椎横突为中心，长度最长。

棘上韧带细长而坚韧，起自第7颈椎棘突，向下沿各椎骨的棘突尖部下行，止于骶中嵴，向上移行于项韧带，前方与连结相邻的两个棘突之间的棘间韧带移行。前纵韧带位于椎体的前面，后纵韧带位于椎管的前壁，黄韧带位于相邻的两个椎弓之间。椎间盘连结上下两个椎体，由纤维环、髓核和上下软骨板构成。纤维环周围的纤维组织，质地坚韧且富有弹性，紧密连结着上、下两椎体，髓核位于椎间盘的中部稍偏后方，为一种含水量较多且富有弹性的胶状蛋白物质，有缓和冲击的作用。椎间盘前部有强大的前纵韧带，后侧的后纵韧带较窄、较薄。因此，椎间盘在劳损、退变、外伤等情况下，可向后侧和后外侧突出，压迫神经根或脊髓。椎间盘的后外侧方为关节突关节，而黄韧带则附着在关节突关节的内侧壁上，椎间盘与黄韧带在此处形成一个间隙，称盘黄间隙，脊神经根下行的部分即在此间隙中穿行，如果椎间盘向后外侧方突出或/和黄韧带肥厚，则会使盘黄间隙减小，从而压迫脊神经根。

（二）腰部的肌肉

腰部的肌肉主要有竖脊肌、横突棘肌、腰方肌和腰大肌等（图3-74）。竖脊肌起自骶骨背面、腰椎棘突、髂嵴后部及胸腰筋膜，肌束向上，在腰部开始分为3个纵形的肌柱，外侧为髂肋肌，中间为最长肌，内侧为棘肌。竖脊肌的深面还有在横突、棘突之间分布的小肌群，如横突棘肌（又可分为半棘肌、多裂肌和回旋肌）、棘间肌和横突间肌等。腰大肌是位于腰部两侧，起自腰椎椎体及椎间盘的侧面及横突后面，止于股骨小转子，主要参与腰椎的前屈和侧屈运动，以及髋关节的前屈和旋外运动。腰方肌位于腰大肌的外侧，起自髂嵴内缘后部髂骨和髂腰韧带，向上抵止于第12肋骨近侧下缘，并有部分肌纤维止于第1~4腰椎横突，有下降、拉紧第12肋骨及侧方运动、稳定躯干的作用。

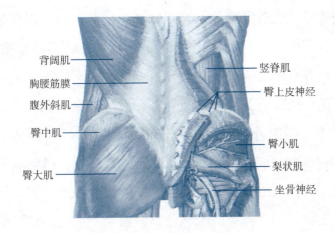

图 3-74 腰部的肌肉、筋膜和神经

(三) 腰部的筋膜

腰部的筋膜分为浅筋膜和深筋膜 (图 3-74)。浅筋膜致密而厚实,通过结缔组织的纤维束与深筋膜相连。深筋膜又称固有筋膜,分为浅、深两层。浅层为一层薄弱的纤维膜,深层较厚,与背部深筋膜相续,呈腱膜性质,两者合称胸腰筋膜。胸腰筋膜在腰部分为前、中、后三层。前层又称腰方肌筋膜,覆盖于腰方肌前面,内侧附着于腰椎横突尖,向下附着于髂腰韧带和髂嵴。中层位于竖脊肌与腰方肌之间,内侧附着于腰椎横突尖和横突间韧带,外侧在腰方肌外侧缘与前层愈合,形成腰方肌鞘。后层在竖脊肌表面,向下附着于髂嵴和骶外侧嵴,内侧附着于腰椎棘突、棘上韧带和骶正中嵴,外侧在竖脊肌外侧缘与中层愈合,形成竖脊肌鞘。

(四) 腰部的神经

腰部的脊神经出椎间孔分前后支 (图 3-74)。前支较粗,其中第 1~3 腰椎的前支与第 4 腰椎前支的一部分构成腰丛,第 4 腰椎前支的余部和第 5 腰椎前支与骶神经构成骶丛。后支较细,从椎间孔分出后向后行，穿过腰神经后支骨纤维孔，与小动脉、静脉伴行，出孔后分为内侧支和外侧支。其中，内侧支在下位椎骨上关节突根部的外侧斜向后下，经乳突副突间骨纤维管至椎弓板的后面转向下行，分布至背深肌和脊柱；外侧支在下位横突背面进入竖脊肌，然后在竖脊肌的不同部位穿过胸腰筋膜浅出，斜向外下行，成为皮神经。股神经为腰丛中最大的一支，由第2～4腰椎前支组成，发出后穿过腰大肌，沿髂筋膜深面经肌间隙进入股三角，发出肌支支配股四头肌、耻骨肌和缝匠肌，皮支支配股前内侧区皮肤。坐骨神经由骶丛分出，由第4、5腰椎和第1～3骶椎前支组成，为人体最粗大的神经，经梨状肌下孔穿出，在股骨大转子与坐骨结节之间下行至股后，行于股二头肌长头与大收肌之间，下降至腘窝，在腘窝的上角处分为胫神经与腓总神经。臀上皮神经来源于第11胸椎至第4腰椎脊神经后外侧支，以第12胸椎至第3腰椎为主。后外侧支较粗，沿下位椎体的横突背侧的骨纤维管向外下侧穿过竖脊肌、髂腰肌、背阔肌及其筋膜，在竖脊肌内穿行中相互发出交通支，于髂嵴上方汇合成1～3支，经过髂嵴上的骨性纤维管跨越至臀浅筋膜下，支配臀上部和外侧部皮肤。窦椎神经由脊神经的脊膜返支和交感神经构成，呈丛状或树枝状，分布于椎管内，与腰腿痛的发生密切相关。

【治疗】

根据针刀医学关于慢性软组织损伤的病因病理学理论和骨质增生的病因病理学理论，腰椎间盘突出症的根本病因是腰椎周围软组织病变所导致的腰部动态平衡失调。腰部外伤或劳损可导致腰部软组织如肌肉、韧带、关节囊等发生无菌性炎症、粘连、挛缩、组织张力增高等异常，引起腰椎小关节紊乱，造成腰部动态平衡失调，使腰椎间盘所受应力不均，长期则可产生腰椎间盘突出，突出的椎间盘刺激或压迫神经根可出现相应临床症状。针刀治疗腰椎间盘突出症主要针对腰椎及椎旁的软组织和小关节，通过切割松解和纵横疏通，恢复腰部软组织的动态平衡，改善椎间盘所受应力不均的状态，并能促进局部的微循环，促进无菌性炎症的吸收和炎症损伤组织的修复，解除其对神经根的刺激或压迫，达到治疗目的。

(一) 针刀治疗

患者采用俯卧位，腹下垫薄枕，结合患者的影像学改变，主要在病变椎间盘的相应棘突间、横突、关节突关节、椎间孔外口、梨状肌下孔进行触诊，在有压痛点的位置用记号笔标记（图3-75），进行常规消毒、铺洞巾，医生戴无菌手套，先用0.5%的利多卡因进行局部麻醉，然后选用Ⅰ型4号或Ⅰ型3号针刀进行治疗。

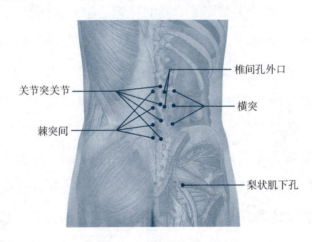

图3-75 腰椎间盘突出症针刀治疗位置示意图

1. 棘突间的操作 医生右手持针刀，刀口线与身体纵轴平行，刀体与皮面垂直加压、刺入。针刀依次通过皮肤、皮下组织、棘上韧带，到达棘间韧带，调转刀口线90°，提插切割3~5下，针刀下有松动感后退出针刀。操作时深度不可过深。

2. 横突的操作 根据患者体型胖瘦，选用Ⅰ型4号或Ⅰ型3号针刀，医生右手持针刀，刀口线与躯干纵轴平行，刀体与皮面垂直加压、刺入。针刀依次通过皮肤、皮下组织、胸腰筋膜及竖脊肌，到达横突背侧骨面后，先提插切割3~5下，并做纵行疏通和横行剥离，然后调整刀口线，分别在横突末端的上缘、外侧缘、下缘处，沿骨与软组织的交界处行弧形切开剥离，针刀下有松动感后退出针刀。针刀操作时，定点必须准确，刀口切不可离开横突骨面，深度不可越过横突。

3. 关节突关节处的操作　　根据患者体型的胖瘦，选用I型4号或I型3号针刀，医生右手持针刀，刀口线与身体纵轴平行，刀体与皮面垂直加压、刺入。针刀依次通过皮肤、皮下组织、竖脊肌，到达关节突关节骨面。针刀到达关节突关节前，突破关节突关节囊时针刀下会有穿透韧性软组织的感觉，即为关节突关节囊的针感，如无此针感，可稍倾斜针刀进行探寻，找到后，十字形切割3~5下，针刀下有松动感后退出针刀。

4. 椎间孔外口处的操作　　医生右手持针刀，刀口线与躯干纵轴平行，刀体与皮面垂直加压、刺入。针刀依次通过皮肤、皮下组织、竖脊肌，到达横突背侧骨面，调转刀口线90°，并稍向上倾斜针柄，使刀口沿横突下缘到达横突根部椎间孔外口的上外侧，沿椎间孔内侧边缘进针，并将针体向头颈方向倾斜30°，待患者出现下肢酸胀感或窜麻感，此时再沿神经根方向切开2~3下，即可退出针刀。操作时应注意询问患者感受，如遇放电样疼痛则应立即将针刀上提，然后稍移刀口再行松解，以免损伤神经。

5. 梨状肌下孔处的操作　　医生以左手拇指按在施术点上，右手持针刀，刀口线与坐骨神经走行方向平行，刀体与皮面垂直加压、刺入。针刀依次通过皮肤、皮下组织、臀大肌、梨状肌，到达梨状肌下孔处，轻轻摆动调整针刀刀口，当患者出现沿坐骨神经的窜麻感时，说明针刀已到达坐骨神经处，轻轻摆动针刀2~3下，然后在神经两侧提插切割 2~3 下，针刀下有松动感后退出针刀。操作时应缓慢进针刀，注意询问患者感受，不可快速、大幅度提插，以免损伤坐骨神经。

针刀操作结束后按压针眼 3 分钟，确认无出血后，用无菌纱布覆盖、包扎。

本病一般间隔 7 天行 1 次针刀治疗，5 次为 1 个疗程。

（二）手法治疗

针刀术后可行腰椎侧扳法，以加强松解效果，纠正小关节紊乱。具体操作为：患者取侧卧位，位于下方的下肢自然伸直，上方的下肢屈髋屈膝，并将踝部搭在下方的下肢上，医生以一侧肘部压住患者肩前部，另一侧肘部按于臀部，并作相反方向推扳（图 3-76），当腰部旋转至最大限度时，再突然地加大用力，做一个突然、瞬间地快速扳动，此时常可听到清脆的"喀哒"声，术毕。左右各 1 次。此法适用于大多数腰椎间盘突出症患者，有明显腰椎管狭窄、严重骨质疏松以及老年患者应慎用。

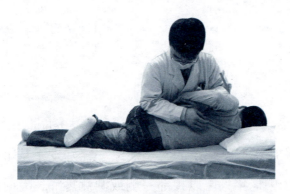

图 3-76 腰椎侧扳法

（三）术后功能锻炼

急性期患者宜卧床休息，待症状缓解后可行腰背肌功能锻炼。可采用以下两种方法锻炼：

1. **五点支撑法** 采用仰卧位，以头、双肘及双足五点做支点，腹部上挺，抬起臀部，并坚持 5~10s，然后放下上、下肢及头、躯干，贴床休息 5~10s，再重复上述动作，做 20~30 次。

2. **"小燕飞"法** 采用俯卧位，双手后背，用力挺胸抬头，使头胸离开床面，同时膝关节伸直，两大腿用力向后抬起离开床面，持续 3~5s，然后肌肉放松，休息 5~10s，再重复上述动作，做 20~30 次。

【注意事项】

1. 嘱患者注意保暖，避免寒凉刺激。
2. 注意休息，纠正不良姿势，避免劳累和久站、久行。
3. 急性期应尽量卧床休息，须卧硬板床。
4. 避免搬抬重物和猛烈转动腰部。
5. 可配合腰部理疗或按摩，以放松腰部肌肉。

第二十一节　第 3 腰椎横突综合征

【概述】

第 3 腰椎横突综合征（the third lumber vertebrae transverse process syndrome）是临床引起腰腿痛的常见病之一，好发于从事体力劳动的青壮年，亦可见于中老年人。以腰部一侧或两侧疼痛，有时伴有臀部或一侧下肢疼痛为主要临床表现的临床综合征，其典型的特征为腰部前屈受限明显，第 3 腰椎横突部有局限性压痛，或可扪及条索或结节状物。

张义等对 1989~2006 年间针刀临床研究类文献进行统计分析，结果显示：第 3 腰椎横突综合征是所有疾病中文献量最大的病种，且针刀治疗本病效果显著。

【临床表现】

（一）症状

常有腰外伤史，腰部中段单侧或双侧疼痛，可伴臀部以及大腿后外侧痛，少数人可有大腿根部痛。不能弯腰和久坐、久立，严重者行走困难，劳累后疼痛加重，休息可缓解。

（二）体征

腰前屈受限明显，第3腰椎横突肥大，局部有固定压痛点，瘦弱者局部可触到硬结或条索状物。压痛点用0.5%利多卡因1~2mL注射后，疼痛及压痛可缓解或消失。

（三）影像学检查

X线片可见第3腰椎横突肥大、畸形、双侧不对称。

【应用解剖】

脊柱腰段位于胸廓和骨盆之间，呈生理性前凸。在发育过程中，由于腰椎生理前凸的存在，第1、2腰椎和第4、5腰椎前后缘承受压力不等，致使第1、2腰椎椎体呈现前窄后宽，第4、5腰椎椎体则为前宽后窄，只有第3腰椎椎体前后宽窄接近一致。第3腰椎椎体位于前凸顶部，为腰椎活动的中心，是腰椎前屈后伸以及左右旋转时活动的枢纽，且腰椎横突以第3腰椎横突为中心，长度最长，故其所受牵拉应力最大，其上所附着的韧带、肌肉、筋膜等承受的拉力亦大（图3-77），故此处骨与软组织最易损伤。

腰椎两侧横突上附着有大小不等、作用不同的肌肉。其前侧有腰大肌、腰方肌，横突之间有横突间肌。腹横肌、腹内斜肌、腹外斜肌借胸腰筋膜附着于第1~4腰椎横突。在腰部活动或负重的情况下，腰椎横突所承受牵拉应力主要集中在横突的末端。其承受牵拉应力主要有3个方向：向前下的牵拉应力来自于腰大肌和腰方肌；向后内上的牵拉应力来自于多裂肌和回旋肌；向外的牵拉应力来自于腹横肌和腹内斜肌。腰椎横突尖端在解剖上形成了所谓的"肌肉－神经－骨骼的附着交集处"。

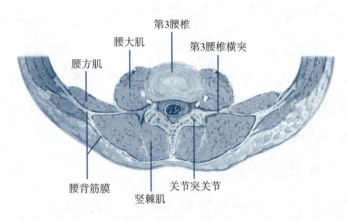

图3-77　第3腰椎横突处的横断解剖

腰部的脊神经出椎间孔分前后支。前支较粗，其中第1~3腰椎的前支与第4腰椎前支的一部分构成腰丛，第4腰椎前支的余部和第5腰椎前支与骶神经等组成骶丛。后支较细，从椎间孔分出后向后行，穿过腰神经后支骨纤维孔，与小动脉、静脉伴行，出孔后分为内侧支和外侧支。其中内侧支在下位椎骨上关节突根部的外侧斜向后下，经乳突副突间骨纤维管至椎弓板的后面转向下行，分布至背深肌和脊柱；外侧支在下位横突背面进入竖脊肌，然后在肌的不同部位穿胸腰筋膜浅出，斜向外下行，成为皮神经。臀上皮神经主要发自第1~3腰椎脊神经后外侧支，可能还包括部分第11胸椎至第4腰椎脊神经的后外侧支。该神经自第1~3腰椎椎间孔发出后，穿出横突间韧带骨纤维孔向后行于第1~3腰椎横突的背面（其中第2腰椎外侧支正好于第3腰椎横突尖部），紧贴骨膜经过横突间沟，穿过横突间隙向后走行，再穿过附着在第1~4腰椎横突之腰背筋膜的深层，并穿过起于横突的肌肉至其背侧，然后入骶棘肌至其背侧与浅筋膜之间向下走行，在骶棘肌外缘第3腰椎角处穿出腰背浅筋膜，在皮下组织层分为内、中、外3支，越过髂嵴。第3腰椎横突末端的软组织前内侧（腰大肌内缘）穿出为闭孔神经，外缘穿出自上而下为髂腹下神经、髂腹股沟神经、股外侧皮神经及股神经；外侧是臀上皮神经。

可见，由于受第3腰椎横突部的解剖结构和人体生物力学的影响，使得第3腰椎横突部特别容易受到损伤，导致局部肌肉产生无菌性炎症，影响腰部正常的动态平衡，进而波及邻近的血管、神经等，出现相应的临床症状。

【治疗】

根据针刀医学关于慢性软组织损伤的病因病理学理论，本病是由于第3腰椎横突局部软组织损伤后，产生粘连、挛缩和局部循环障碍，造成第3腰椎横突局部软组织的动态平衡失调，刺激或压迫局部神经而产生上述临床表现。依据上述理论，第3腰椎横突综合征的主要病变在第3腰椎横突末端，因此，针刀治疗就是要松解第3腰椎横突部粘连，解除挛缩，促进局部血液循环，从而恢复局部软组织的动态平衡，消除其对神经的刺激和压迫，达到治疗目的。

（一）针刀治疗

患者俯卧位，腹下垫薄枕，用记号笔标记第3腰椎横突（压痛点处，见图3-78），进行常规消毒、铺洞巾，医生戴无菌手套，先用0.5%的利多卡因局部麻醉，然后根据患者体型胖瘦，选用Ⅰ型4号或Ⅰ型3号针刀，医生右手持针刀，刀口线与躯干纵轴平行，刀体与皮面垂直加压、刺入。针刀依次通过皮肤、皮下组织、胸腰筋膜及竖脊肌,到达横突背侧骨面后,先提插切割3~5下,并做纵行疏通和横行剥离,然后调整刀口线,分别在横突末端的上缘、外侧缘、下缘,沿骨与软组织的交界处行弧形切开剥离,针刀下有松动感后退出针刀(图3-79)。按压针眼3分钟,确认无出血后,用无菌纱布覆盖、包扎。针刀操作时,定点必须准确,依据患者胖瘦选择针刀型号,刀口切不可离开横突骨面。

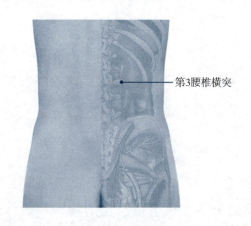

图3-78 第3腰椎横突综合征针刀治疗位置示意图

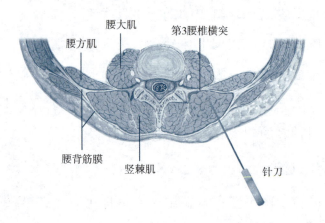

图3-79 第3腰椎横突综合征针刀治疗横断面示意图

本病一般间隔7天行1次针刀治疗,3次为1个疗程。

（二）手法治疗

患者立于墙边，双足跟抵墙，医生一手托住患侧腹部令其弯腰，另一手压住患者背部。当患者弯腰至最大限度时，突然瞬间用力压背部1次，然后让患者做腰部过伸，反复2~3次（图3-80）。注意用力压背部时应为瞬间有节制的爆发力，切不可使用蛮力，以免造成医源性损伤。

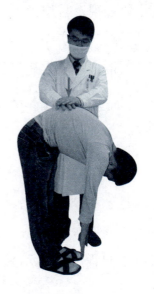

图3-80 腰部压弹法

（三）术后功能锻炼

患者术后24小时可行以下功能锻炼：

1. 腰部前屈后伸法：两足分开站立，两手叉腰，做前屈后伸动作，活动时要尽量放松肌肉。

2. 腰部侧屈法：两足分开站立，两手叉腰，左右弯曲活动，直至最大限度为止。

【注意事项】

1. 纠正不良坐卧姿势，避免搬抬提举重物，避免过度疲劳。
2. 注意休息和腰部保暖，尽量避免腰背部受风、寒、湿或外伤。

第二十二节 髂腰韧带损伤

【概述】

髂腰韧带损伤（iliolumbar ligament injury）是临床引起慢性腰痛的一种常见疾病，以两侧或一侧第4、5腰椎旁与髂嵴之间的深在性疼痛为主要表现，且患者不能指出具体的痛点，腰部屈伸、侧屈及旋转时活动受限。由于病变位置深，传统针灸、推拿、理疗往往效果不佳，而针刀治疗可深入病变部位，直达病灶，因此效果显著。

【临床表现】

(一) 症状

患者多有腰部扭伤史或劳损史，腰部一侧或两侧疼痛，病变部位深且患者不能指出具体的痛点，可呈持续性钝痛、牵扯样痛，也可呈酸痛，久坐久站、晨起或劳累后加重。腰部屈伸、侧屈及旋转时有不同程度的活动受限情况，尤以前屈受限更为明显，严重者不能翻身、坐立或行走。

(二) 体征

第4、5腰椎旁与髂嵴之间有明显的深在压痛，特别是在髂嵴处按压时疼痛最明显，并可触及痉挛的韧带。腰部屈伸、侧屈及旋转运动时疼痛加剧。直腿抬高试验及加强试验呈阴性。

(三) 影像学检查

腰椎X线检查一般无明显改变，或显示第4、5腰椎横突肥大。

【应用解剖】

髂腰韧带是连结脊柱与髋骨的重要结构。髂腰韧带为一肥厚而强韧的三角形韧带，它起自第4、5腰椎横突部，呈放射状止于髂嵴的内唇后半部，骶棘肌深面，以及骶骨上部前面，见图3-81和图3-82。髂腰韧带使第4、5腰椎和髂骨连结更为稳定，可限制第4、5腰椎的旋转，防止第5腰椎在骶骨上朝前滑动，抵抗体重引起的剪力，维持脊柱的正常生理状态。

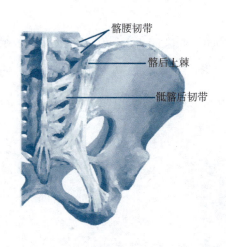
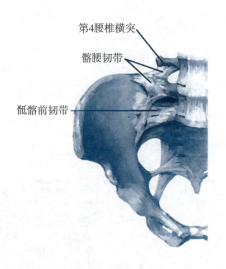

图 3-81　髂腰韧带位置图（后面）　　　图 3-82　髂腰韧带位置图（前面）

由于骶椎基本不活动，因此，第 5 腰椎是处在活动与不活动之枢纽部位，是腰骶部应力的集中点，腰部屈伸、侧屈及旋转运动时，髂腰韧带受到的应力也就较大，因此容易产生损伤。在腰部前屈时，竖脊肌放松，弯腰活动由各部韧带维持，髂腰韧带紧张。若经常处于弯腰状态，或在弯腰状态下突然旋转腰部，或腰部过屈、过度侧屈，则导致髂腰韧带的慢性累积性劳损或一侧髂腰韧带的扭伤，使髂腰韧带纤维撕裂、肿胀，日久机化粘连、挛缩。除此之外，髂腰韧带本身的退行性改变、第 5 腰椎横突的肥大使双侧髂腰韧带应力不对称，也是导致髂腰韧带损伤的重要原因。

【治疗】

根据针刀医学关于慢性软组织损伤的病因病理学理论，髂腰韧带损伤主要是由于腰部运动失当、髂腰韧带的退行性改变以及腰椎横突先天畸形造成韧带粘连、挛缩，使腰骶部软组织功能活动障碍。针刀治疗本病可直达病变的髂腰韧带，松解粘连、解除挛缩，促进局部循环和组织修复，进而恢复腰骶部软组织的正常功能，达到治疗目的。

（一）针刀治疗

患者采用俯卧位，在第4、5腰椎横突及髂嵴之间区域内进行触诊，在有压痛点的位置用记号笔标记（图3-83），进行常规消毒、铺洞巾，医生戴无菌手套，先用0.5%的利多卡因进行局部麻醉，然后选用Ⅰ型4号针刀进行治疗。

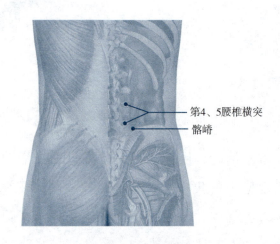

图3-83 髂腰韧带针刀治疗位置示意图

1. 第4、5腰椎横突的操作 医生右手持针刀，刀口线与躯干纵轴平行，刀体与皮面垂直加压、刺入。针刀依次通过皮肤、皮下组织、竖棘肌，到达横突骨面，先提插切割3~5下，并做纵行疏通和横行剥离，针刀下有松动感后退出针刀。操作时刀口切不可偏离横突骨面，以免进入腹腔引起损伤。

2. 髂嵴处的操作 医生右手持针刀，刀口线垂直于髂嵴，刀体与皮面垂直加压、刺入。针刀依次通过皮肤、皮下组织，到达髂嵴骨面，提插切割3~5下，针刀下有松动感后退出针刀。

针刀操作结束后按压针眼3分钟，确认无出血后，用无菌纱布覆盖、包扎。

本病一般间隔 7 天行 1 次针刀治疗，3 次为 1 个疗程。

（二）手法治疗

患者俯卧位，医生以右手拇指垂直于患者髂腰韧带纵轴用力弹拨 3~5 次（图 3-84），然后医生扶住患者腰部，令患者向对侧过度弯腰数次。

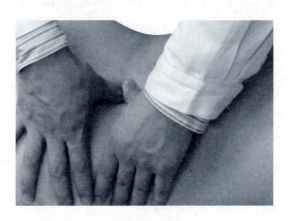

图 3-84　弹拨髂腰韧带

（三）术后功能锻炼

患者术后 24 小时可行腰部功能锻炼，主要采用增强腰部肌力的训练方式，训练腰部前屈、后伸、侧屈和旋转功能。

【注意事项】

1. 嘱患者注意保暖，避免寒凉刺激。

2. 注意休息，避免搬抬重物等加重腰部负担的动作。

3. 避免长时间站立和行走。

4. 注意纠正腰部的不良姿势，如长时间腰部过度前屈，或突然旋转腰部。

5. 可配合理疗，以促进组织修复。

第二十三节 臀上皮神经卡压综合征

【概述】

臀上皮神经卡压综合征（superior clunial nerve compression syndrome），又称臀上皮神经炎，因腰臀部肌筋膜急性扭伤或慢性劳损，导致经过髂嵴处的骨纤维管卡压管内神经、血管而引发的神经支配区域的疼痛，以一侧腰臀痛并沿大腿外侧放射至膝关节的持续性疼痛为主要表现，且活动时疼痛加剧，臀部可触及痛性条索状物，是腰腿痛常见病因之一。若定点准确，操作得当，针刀治疗可取得立竿见影的效果。

【临床表现】

（一）症状

患者有急、慢性劳损或感受风寒史，表现为一侧或两侧腰臀部疼痛，尤其以臀部疼痛为重，为持续的深部痛，界限模糊。疼痛的性质为刺痛、酸痛或撕裂痛。

（二）体征

在腰部竖脊肌外缘与髂嵴交界处或髂嵴中段下方，可检查到固定的压痛点，并可扪及痛性条索，一般按压时可有胀痛或麻木感，并向臀下和大腿外侧放散，但一般不超过膝关节。直腿抬高试验及加强试验呈阴性。

（三）影像学检查

X线检查一般无明显影像学改变。

【应用解剖】

臀上皮神经来源于胸 11~腰 4 脊神经后外侧支,以胸 12~腰 3 为主。后外侧支较粗,沿下位椎体的横突背侧的骨纤维管向外下侧穿过骶棘肌、髂腰肌、背阔肌及其筋膜,在骶棘肌内穿行中相互发出交通支,于髂嵴上方汇合成 1~3 支,经过髂嵴上的骨性纤维管跨越至臀浅筋膜下,支配臀上部和外侧部皮肤(图 3-85)。臀上皮神经从穿出椎间孔处将其分为 4 段及 6 个固定点,即骨表段、肌内段、筋膜下段及皮下段,出孔点、横突点、入肌点、出肌点、出筋膜点及入臀点。其行程过程中共穿过 3 个位置相对固定的骨性纤维管,臀上皮神经行经的骨纤维管道的入口、内径和出口一般均大于神经的直径,对神经起到一定程度的固定作用。

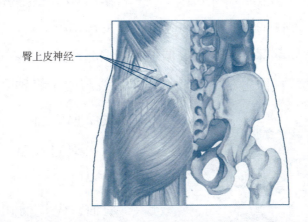

图 3-85　臀上皮神经位置图

由于骨纤维管道位于神经较大角度的转折处,管道在生理上发挥滑车的作用,对神经的走行起导向和保护作用,但由于腰部是人体的活动中枢,活动范围大,而臀上皮神经行程长,转折点多,在病理情况下,当臀上皮神经行经的骨纤维管道因邻近关节的骨质增生,或肌肉、筋膜、韧带损伤、炎症、退变、挛缩等造成骨纤维管道狭窄,就会使其中的神经受到卡压，产生相应的临床症状。

【治疗】

根据针刀医学关于慢性软组织损伤的病因病理学理论，臀上皮神经卡压综合征是由于多种原因导致的臀上皮神经支配区域的肌肉、筋膜等软组织发生无菌性炎症、粘连、肌紧张、痉挛、筋膜肥厚、增生，进而刺激和压迫神经，出现相应的临床症状。针刀治疗通过松解臀上皮神经周围软组织的粘连，消除软组织的异常应力，解除对神经的刺激和压迫，恢复神经的正常功能，从而达到治疗目的。

（一）针刀治疗

患者采用俯卧位，腹部垫薄枕，在腰部竖脊肌外侧缘与髂嵴交界处及髂嵴后段下方的区域内寻找压痛点或痛性条索，用记号笔标记（图3-86），进行常规消毒、铺洞巾，医生戴无菌手套，先用0.5%的利多卡因进行局部麻醉，然后根据患者体型胖瘦选用Ⅰ型4号或Ⅰ型3号针刀进行治疗。医生右手持针刀，刀口线与躯干纵轴平行，刀体与皮面垂直加压、刺入。针刀依次通过皮肤、皮下组织、竖脊肌或臀大肌，到达髂嵴骨面，先提插切割3~5下，并做纵行疏通和横行剥离，针刀下有松动感后退出针刀。操作时注意询问患者是否有窜麻感或放电感，如果有，应调整刀口线位置，避免损伤神经。

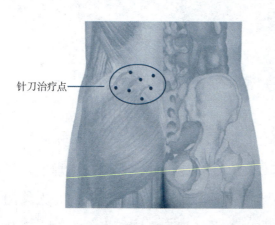

图3-86 臀上皮神经卡压综合征针刀治疗位置示意图

针刀操作结束后按压针眼3分钟,确认无出血后,用无菌纱布覆盖、包扎。

本病一般间隔7天行1次针刀治疗,3次为1个疗程。

(二)手法治疗

患者采用俯卧位,医生以右手拇指用力弹拨各治疗点3~5次,然后行腰椎斜扳法(图3-87),以进一步增加针刀的松解效果。

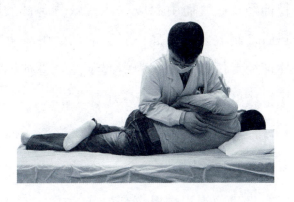

图3-87 腰椎侧扳法

(三)术后功能锻炼

患者术后24小时可行腰部功能锻炼。患者取俯卧位,双上肢伸直并用双手掌支撑,腹部紧贴床上,先抬头,再撑起上半身,使腰部尽量向后伸展,保持5~10秒,10次为1组,每日3组。

【注意事项】

1. 嘱患者注意保暖,避免寒凉刺激。

2. 注意休息,避免久站久立。

3. 可配合理疗,以促进软组织修复和神经功能恢复。

第二十四节　梨状肌损伤

【概述】

梨状肌损伤（piriformis muscle strain）又称梨状肌综合征，是由于梨状肌解剖变异或由外伤、劳损等原因引起梨状肌水肿、肥厚、痉挛，压迫、牵拉坐骨神经及血管而引起以一侧或双侧臀部酸胀、疼痛，伴大腿后侧或小腿后外侧放射性疼痛，甚至活动受限等为主的临床综合征。本病是一种神经卡压综合征，为引起干性坐骨神经痛的常见疾病之一。针刀治疗本病可直达病灶，临床疗效良好。

【临床表现】

（一）症状

患者多有外伤史或劳损史，以臀部疼痛为主，并向股后、小腿后外侧、足底部放射。臀部出现酸胀、困痛，重者出现牵拉样、刀割样、烧灼样疼痛，不敢行走或出现跛行，偶有小腿外侧麻木或足趾麻木，或出现阴部不适，阴囊、睾丸的抽痛等。

（二）体征

梨状肌起止点及肌腹有压痛，可触及条索状隆起的肌束，有钝厚感，直腿抬高在60°以内疼痛明显，超过60°后疼痛反而减轻，梨状肌紧张试验（图3-88）阳性（患者仰卧位，将患肢伸直，做内收内旋动作，如坐骨神经出现放射性疼痛，再迅速将患肢外展外旋，疼痛随即缓解）。

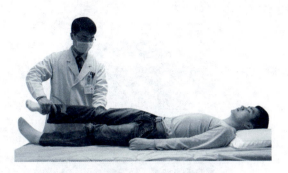

图 3-88 梨状肌紧张试验

（三）影像学检查

X 线检查一般无明显改变，或可显示梨状肌位置有软组织肿胀影。

【应用解剖】

梨状肌呈三角形，位居臀部深层，臀大肌深面，起于骶骨前面第 2~4 骶前孔的外侧，肌纤维向外集中，通过坐骨大孔将该孔分为梨状肌上、下孔，绕过髋关节囊的后面，止于股骨大转子上缘的后部（图 3-89）。梨状肌是髋关节的外展肌之一，主要与臀部内外肌群及其他肌肉配合，使大腿外展、外旋，受第 1、2 骶神经支配。梨状肌上孔由外向内依次有臀上神经、臀上动脉和静脉通过，梨状肌下孔由外向内依次有坐骨神经、股后皮神经、臀下神经、臀下动静脉、阴部内动静脉及阴部神经通过。坐骨神经大多经梨状肌下孔穿出骨盆至臀部，部分有解剖变异者则从梨状肌上孔或梨状肌中穿过。下肢外展、外旋或蹲位变直位时，可使梨状肌拉长、牵拉而损伤梨状肌。梨状肌损伤后，局部充血水肿或痉挛，反复损伤导致梨状肌粘连、肥厚、挛缩、疤痕。另外，因腰 4~骶 3 神经的前支组成骶丛，当下腰段椎间盘突出物刺激或卡压邻近的神经根时，也可导致梨状肌反射性痉挛。梨状肌的病理改变挤压摩擦周围软组织及通往臀部下肢的神经、血管，尤其是坐骨神经，引起臀部软组织动态平衡失调，出现相应的临床症状。

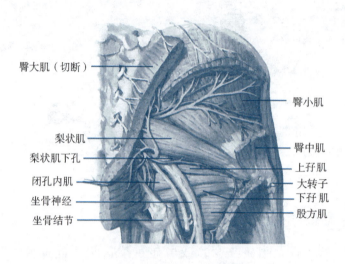

图 3-89 梨状肌位置图

【治疗】

根据针刀医学关于慢性软组织损伤的病因病理学理论,梨状肌损伤后,其本身的粘连、肥厚、挛缩、疤痕以及对周围神经、血管的压迫所造成的臀部软组织动态平衡失调是本病的根本原因。针刀治疗直接作用于梨状肌,松解粘连、消除挛缩、疤痕,从而恢复臀部的动态平衡,达到治疗目的。

(一)针刀治疗

患者采用俯卧位,在梨状肌的体表投影区内(髂后上棘至尾骨尖连线的1/3与股骨大转子尖所围成的三角形即为梨状肌的体表投影区)进行触诊,尤其是梨状肌的起止点和梨状肌下孔处,在有压痛点的位置用记号笔标记(图3-90),进行常规消毒、铺洞巾,医生戴无菌手套,先用0.5%的利多卡因进行局部麻醉,然后选用Ⅰ型4号或Ⅰ型3号针刀进行治疗。

1. 梨状肌起点的操作 医生右手持针刀,刀口线与骶骨外侧缘骨面垂直,刀体与皮面垂直加压、刺入。针刀依次通过皮肤、皮下组织、臀大肌、梨状肌，到达骶骨外侧缘骨面，先提插切割3~5下，并做纵行疏通和横行剥离，针刀下有松动感后退出针刀。

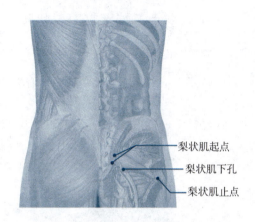

图3-90 梨状肌损伤针刀治疗位置示意图

2. **梨状肌止点的操作** 医生以左手拇指按在施术点上，右手持针刀，刀口线与股骨大转子尖端骨面垂直，刀体与皮面垂直加压、刺入。针刀依次通过皮肤、皮下组织、阔筋膜张肌、臀大肌、臀中肌、梨状肌，到达股骨大转子尖端骨面，先提插切割3~5下，并做纵行疏通和横行剥离，针刀下有松动感后退出针刀。

3. **梨状肌下孔处的操作** 医生以左手拇指按在施术点上，右手持针刀，刀口线与坐骨神经走行方向平行，刀体与皮面垂直加压、刺入。针刀依次通过皮肤、皮下组织、臀大肌、梨状肌，到达梨状肌下孔处，轻轻摆动调整针刀刀口，当患者沿坐骨神经方向出现窜麻感时，说明针刀已到达坐骨神经处，轻轻摆动针刀2~3下，然后在神经两侧提插切割2~3下，针刀下有松动感后退出针刀。操作时应缓慢进针刀，注意询问患者感受，不可快速、大幅度提插，以免损伤坐骨神经。

针刀操作结束后按压针眼3分钟，确认无出血后，用无菌纱布覆盖、包扎。

本病一般间隔 7 天行 1 次针刀治疗，3 次为 1 个疗程。

（二）手法治疗

患者取俯卧位，医生以右手拇指垂直于梨状肌纵轴用力弹拨 3~5 次，然后转为仰卧位，医生一手扶住患者足跟部，一手扶住患者膝关节，做直腿抬高 5~10 次（图 3-91），以进一步增加针刀的松解效果。

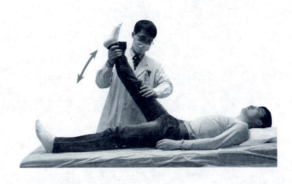

图 3-91　直腿抬高

（三）术后功能锻炼

患者术后 24 小时可行梨状肌功能锻炼，患者取仰卧位，做大腿外展、外旋锻炼。

【注意事项】

1. 嘱患者注意保暖，避免寒凉刺激。
2. 注意休息，避免大腿的过度外展、外旋。
3. 可配合理疗，以促进组织修复和神经功能的恢复。

第二十五节　臀中肌损伤

【概述】

臀中肌损伤（gluteus medius muscle strain）是由于外伤、劳损或感

受风寒湿等原因导致臀中肌的粘连、挛缩、纤维化、疤痕等刺激而压迫周围神经血管造成的以臀部疼痛、酸困为主要临床表现的疾病，为引起腰臀部疼痛的常见疾病之一。针刀治疗本病定位准确，直达病灶，临床治疗效果显著。

【临床表现】

（一）症状

腰臀部疼痛、酸困，并/或伴患侧下肢酸痛、麻木、发凉，患侧下肢外展、站立和行走时均感疼痛加重，患臀及患侧下肢有发紧及沉重感（筋短），活动不利。

（二）体征

臀中肌附着区有明显压痛，或在臀中肌附着区触及硬结、条索状包块等软组织异常改变。患侧下肢主动做外展运动，可引起痛点处疼痛加剧。

（三）影像学检查

X线片一般无明显改变，排除腰椎间盘突出症、腰椎结核、骨肿瘤等病变。

【应用解剖】

臀中肌位于臀大肌的深面，起于髂嵴外侧，止于股骨大转子（图3-92）。

臀中肌前部被阔筋膜张肌覆盖，后部被臀大肌掩蔽，而在臀大肌与阔筋膜张肌之间的臀中肌浅面仅为皮肤和臀筋膜所覆盖，后方为梨状肌，下方为臀小肌。全肌呈扇形，肌纤维起自臀前线以下，臀后线以上的髂骨背面、髂嵴外唇和阔筋膜，肌纤维向下集中形成一个短腱，止于股骨大转子尖端的上面和外侧面。

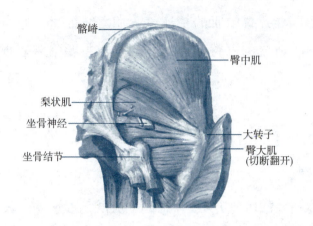

图 3-92 臀中肌位置图

臀中肌的神经支配源于第 4、5 腰椎和第 1 骶椎的臀上皮神经。

臀中肌前部肌纤维收缩时，使大腿旋内；后部肌纤维收缩时，使大腿旋外；整个肌肉收缩可使大腿外展。臀中肌是髋部主要的外展肌之一，并且为髋关节后外侧的稳定提供主要动力。在日常生活、运动和劳作中，尤其是在以髋部为顶点的躯干侧方摆动（如足内翻扭伤时，因重力作用，同侧髋部往侧方扭摆）和以髋部为轴心的腰臀部扭转（如投掷动作）活动时，常导致臀中肌的劳损和牵拉伤，产生粘连、挛缩、纤维化和瘢痕，影响局部软组织功能，造成腰臀部软组织的动态平衡失调，产生相应的临床症状。

由于梨状肌与臀中肌紧密相邻，临床上常与梨状肌损伤相互影响或同时发病，而出现臀中肌损伤和梨状肌损伤的双重症状。

【治疗】

根据针刀医学关于慢性软组织损伤的病因病理学理论，臀中肌损伤后引起局部肌肉、筋膜等软组织的粘连、纤维化、瘢痕和挛缩，造成局部的动态平衡失调，产生相应的临床表现。针刀治疗可直达病灶，松解粘连、解除挛缩、改善组织循环，促进病变组织的修复，从而恢复软组织的动态平衡,达到治疗目的。

(一) 针刀治疗

患者采用俯卧位或侧卧位,在臀中肌起止点及体表投影区域内,尤其是髂嵴外侧下缘进行触诊,在有压痛点的位置用记号笔标记(图3-93),进行常规消毒、铺洞巾,医生戴无菌手套,先用0.5%的利多卡因进行局部麻醉,然后选用Ⅰ型4号针刀进行治疗。

1. 臀中肌起点的操作 医生以左手拇指按在施术点上,右手持针刀,刀口线与臀中肌纵轴平行,刀体与皮面垂直加压、刺入。针刀依次通过皮肤、皮下组织、臀大肌(或阔筋膜张肌)、臀中肌,到达髂骨外侧骨面,先提插切割3～5下,并做纵行疏通和横行剥离,针刀下有松动感后退出针刀。

2. 臀中肌止点的操作 医生以左手拇指按在施术点上,右手持针刀,刀口线与股骨大转子尖端骨面垂直,刀体与皮面垂直加压、刺入。针刀依次通过皮肤、皮下组织、阔筋膜张肌、臀大肌、臀中肌、梨状肌,到达股骨大转子尖端骨面,先提插切割3～5下,并做纵行疏通和横行剥离,针刀下有松动感后退出针刀。

针刀操作结束后按压针眼3分钟,确认无出血后,用无菌纱布覆盖、包扎。

本病一般间隔7天行1次针刀治疗,3次为1个疗程。

(二) 手法治疗

患者俯卧位,医生以右手拇指垂直于臀中肌纵轴用力弹

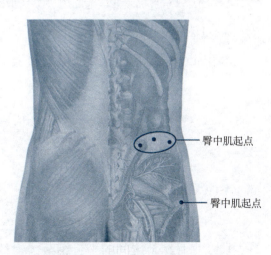

图3-93 臀中肌损伤针刀治疗位置示意图

拨 3~5 次，然后转为仰卧位，患侧下肢屈髋屈膝，医生将手压在膝关节髌骨下缘，向对侧肩关节下压，当到达最大限度时，使用爆发力瞬间推压 2~3 次（图 3-94）。

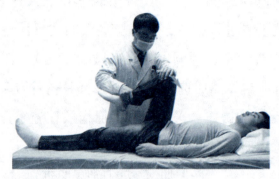

图 3-94　臀中肌手法

（三）术后功能锻炼

患者术后 24 小时可行臀中肌功能锻炼，患者取仰卧位，做大腿外展、外旋锻炼。

【注意事项】

1. 嘱患者注意保暖，避免寒凉刺激。

2. 注意休息，避免大腿过度外展、外旋。

3. 可配合理疗，以促进组织修复。

第二十六节　坐骨结节滑囊炎

【概述】

坐骨结节滑囊炎（ischiogluteal bursitis）又称坐骨结节囊肿，是位于臀大肌及坐骨结节之间的坐骨结节滑囊的一种慢性炎症性病变，好发于长期坐硬板凳工作者和年老体弱的女性。其发病原因大多是由于臀部受到长期反复地压迫与摩擦，致使坐骨结节滑囊受到反复刺激，出现滑膜充血、水肿、渗出、增生，囊壁增厚或纤维化，囊内黏液分泌增加等一系列病理改变。针刀治疗本病直接作用于病变局部，效果显著。

【临床表现】

（一）症状

患者多有慢性损伤史，部分有外伤史，主要表现为一侧臀部坐位时坐骨结节处疼痛或不适感，部位固定，上楼梯或爬山时疼痛，过度使用或下肢屈曲牵拉时疼痛，少数患者可以放射到大腿后部。

（二）体征

坐骨结节部肿胀、压痛，可触及囊状包块，持续伸展大腿或被动直腿抬高时坐骨结节处疼痛。偶尔出现直腿抬高试验及加强试验假阳性（由局部炎症累及股二头肌产生）。坐骨结节滑囊紧张试验阳性（患者取仰卧位，将大腿屈曲或将躯干前屈时臀尖部位出现疼痛，放射到臀部，见图3-95）。

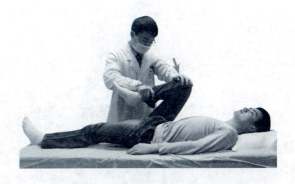

图3-95　坐骨结节滑囊紧张试验

（三）影像学检查

X线检查可无明显改变，或见坐骨结节骨质增生。B超及MRI可显示囊性病变。

【应用解剖】

坐骨结节滑囊即坐骨-臀肌滑囊，是一种正常人固有的滑囊，属肌下囊，位于臀大肌与坐骨结节之间，由疏松结缔组织分化而成，为一密闭的结缔组织扁囊，囊腔呈裂隙状（图3-96）。滑囊一般与关节不相通，囊腔内含有少量滑液，功能为增加臀大肌与坐骨结节之间的润滑，缓解压力，减少摩擦，促进其运动的灵活性。坐骨神经走行于坐骨结节滑囊外侧。

坐骨结节上附着的肌肉：结节上部被一横行的骨嵴分为上、下两区，上区有半膜肌附着，下区有股二头肌及半腱肌附着；结节下部有大收肌附着；结节上缘有下孖肌附着；结节内侧缘有骶结节韧带附着；结节外侧缘有股方肌附着。

在坐骨结节滑囊的外侧，有另一个较大的恒定滑囊——股二头肌头上囊，该囊位于股二头肌肌腱在坐骨结节起点处的表面，与坐骨结节滑囊相邻。

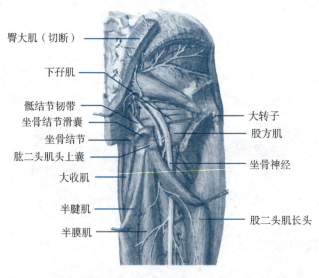

图3-96 坐骨结节处解剖

当人采取坐位姿势时，坐骨结节成为人体的主要承重点，体重通过坐骨结节作用于凳面，因此，坐骨结节滑囊是人体承受压力较大的滑囊，所承受的压力及摩擦力远远大于其他部位的滑囊。当臀部受到长期反复地压迫与摩擦，使坐骨结节滑囊受到反复刺激，极易出现滑膜充血、水肿、渗出、增生，囊壁增厚或纤维化，囊内黏液分泌增加等一系列病理改变，形成滑囊炎或囊肿，产生相应的临床症状。由于坐骨神经恰好通过坐骨的外侧，当滑囊病变刺激或压迫邻近的坐骨神经时，会产生坐骨神经痛症状。

【治疗】

根据针刀医学关于慢性软组织损伤的病因病理学理论，坐骨结节滑囊炎主要是滑囊的无菌性炎症，出现粘连、肿胀，影响了周围肌肉的正常功能，产生临床症状。针刀治疗直接作用于病变的滑囊，松解粘连、消除肿胀炎症，恢复周围肌肉的正常功能，达到治疗目的。

（一）针刀治疗

患者采用俯卧位或侧卧屈膝屈髋位，在坐骨结节处进行触诊，在有压痛点的位置用记号笔标记（图3-97），进行常规消毒、铺洞巾，医生戴无菌手套，先用0.5%的利多卡因进行局部麻醉，然后根据患者体型选用Ⅰ型4号或Ⅰ型3号针刀进行治疗。医生左手拇指用力按压将软组织紧紧按压在坐骨结节上，然后右手持针刀，刀口线与躯干纵轴平行，刀体与皮面垂直加压、刺入。针刀依次通过皮肤、皮下组织、臀大肌、坐骨结节滑囊，到达坐骨结节骨面，先提插切割3~5下，并做纵行疏通和横行剥离，针刀下有松动感后退出针刀。

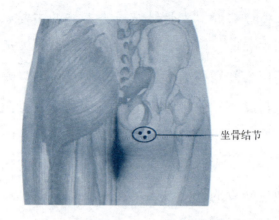

图3-97 坐骨结节滑囊炎针刀治疗位置示意图

针刀操作结束后按压针眼3分钟,确认无出血后,用无菌纱布覆盖、包扎。

本病一般间隔7天行1次针刀治疗,3次为1个疗程。

(二) 手法治疗

患者取俯卧位,医生用右手拇指在坐骨结节处用力弹拨3~5次,以进一步增加针刀的松解效果。

(三) 术后功能锻炼

患者取俯卧位,下肢伸直,然后屈曲膝关节至90°,反复屈伸10~15次,每天1次。

【注意事项】

1. 嘱患者注意保暖,避免寒凉刺激。
2. 避免长时间坐硬板凳或反复牵拉大腿后侧肌肉。
3. 针刀治疗后可同时配合局部理疗,促进炎症消退。

第二十七节 膝骨关节炎

【概述】

骨关节炎（osteoarthritis，OA）又称为骨关节病、老年性关节炎、退行性关节炎、增生性骨关节炎等，是以滑膜关节出现软骨丧失及关节周围骨质增生为特征的关节疾病。膝关节是本病发生的主要部位。膝骨关节炎（knee osteoarthritis，KOA）是引起膝关节痛最常见的原因之一，发病者尤以中老年女性为多。临床以关节痛、压痛、关节僵硬、活动受限、跛行、关节弹响为主要表现，有时伴有关节积液，严重者出现关节畸形，但不伴有明显的全身症状。

随着老龄化社会的到来，人口老龄化速度的不断加快，膝骨关节炎的发病率正在逐年增加。流行病学资料表明：60 岁以上的人群中骨关节炎患病率可达 50%，75 岁以上的人群则达 80%。该病的致残率可高达 53%。

根据针刀医学理论，针刀临床中，不仅要重视膝关节的骨性改变，同时也要充分认识关节周围软组织的功能状态在本病中的重要作用。从纠正软组织的功能状态入手进行治疗，可取得较好的疗效。

【临床表现】

（一）症状

膝骨关节炎主要症状是疼痛和活动功能障碍，以及关节活动协调性改变所引起的一些症状。

1. 疼痛

（1）疼痛程度

多数患者膝痛属于轻度和中度，少数为重度，偶见剧痛或不痛，疼痛多为钝痛，伴沉重感、酸胀感或僵滞感，活动不适。重度或剧烈疼痛者，或持续几天，或很快消失，少数也有持续较久，或一做某种动作就痛者，也有伴发肿胀红热呈急性炎症反应者，可能与关节内合并轻度感染有关，或与生化反应刺激有关。

（2）疼痛特点

①始动痛：膝关节处于某一静止体位较长时间，刚一开始变换体位时疼痛，也有人称之为"胶滞现象"，活动后减轻，负重或活动多时加重，具有"痛－轻－重"的规律。②负重痛：患者常诉说游泳、骑自行车时膝不痛，而上下楼、上下坡时膝痛，或由坐位或蹲位站起时，由于加重了膝关节负荷而引起膝痛。③主动活动痛：主动活动痛重于被动活动痛，因主动活动时肌肉收缩加重了关节负担。④休息痛：膝关节长时间处于某一体位静止不动或夜间睡觉时疼痛，又称静止痛，与静脉血液回流不畅，造成髓腔及关节内压力增高有关，常需经常变换体位，才得缓解。疼痛多与气温、气压、环境、情绪有关，秋冬加重，气温变换时加重，故有"老寒腿""气象台"之称。

2. 活动功能障碍，活动能力减弱

包括关节僵硬、不稳，活动范围减少，步行能力下降等。

（1）关节僵硬

系指经过休息，尤其是膝关节长时间处于某一体位时，自觉活动不利，特别是起动困难，这是一种弹性僵硬，可以随膝关节活动而改善。

（2）不稳

常见原因之一是伸膝支撑稳定的力量减弱，如股四头肌萎缩。另外是侧向不稳，表现为步态摇摆，如膝关节反复肿胀、积液较多，关节松弛，而致关节不稳。

(3) 关节屈伸活动范围减少

关节经常肿胀疼痛，被迫处于轻度屈膝位以增加关节腔内容积，久之则腘绳肌痉挛，伸直受限。股四头肌力量减弱也能引起伸膝受限、屈曲受限，多系关节囊挛缩、骨赘增生、关节面不平、髌骨移动度减少，甚至关节内或关节外粘连所引起。

(4) 步行能力下降

步行能力下降。此外，上下台阶、下蹲、跑、跳等能力下降更加明显。

（二）体征

1. **关节肿胀** 可由关节积液所致，也可由滑膜肥厚、脂肪垫增大，甚至是增生骨赘引起。较多见的是上述两种或三种原因并存。以髌上囊及髌下脂肪垫肿胀较多见，也可以是全膝肿胀。

2. **肌肉萎缩** 股四头肌早期就因废用而萎缩。

3. **关节压痛** 关节间隙、髌骨边缘及肌肉、韧带附着处压痛。

4. **关节运动受限** 屈伸范围受限，多因骨赘阻挡，滑膜肿胀，关节囊挛缩和保护性肌痉挛所致。

5. **摩擦音（感）** 由于膝关节软骨破坏、关节面不平，关节活动时出现骨摩擦音（感）。

6. **关节畸形** 以膝内翻畸形最为常见，这与股骨内髁圆而凸起，胫骨内侧平台又较凹陷，而且骨质相对疏松又兼内侧半月板较薄弱有关。畸形使膝关节负荷更加不均，越发加重畸形。另一个常见畸形是髌骨力线不正，或髌骨增大。晚期患者可见纤维性或骨性强直。

（三）影像学检查

X线检查可无异常表现，随着病情的进展，可出现关节间隙变窄、内外侧间隙不对称，甚至关节间隙消失，软骨下骨硬化和（或）囊性变，关节边缘增生和骨赘形成或伴有不同程度的关节积液，部分关节内可见游离体或关节变形。

（四）放射学分级标准（kellgren - lawrence 法）

0级	正常
Ⅰ级	轻微骨赘
Ⅱ级	明显的骨赘，关节间隙可疑变窄
Ⅲ级	关节间隙中度变窄，软骨下骨硬化
Ⅳ级	大量骨赘，关节间隙明显变窄，软骨下骨严重硬化及明显畸形

参照 X 线片表现，一般认为Ⅰ级属于早期病变，Ⅱ级与Ⅲ级的早期为中期病变，Ⅲ级的后期与Ⅳ级为晚期病变。

【应用解剖】

膝关节是人体最大、最复杂的关节。由股骨的内、外侧髁与半月板的上面，胫骨的内、外侧髁与半月板的下面，股骨的髌面与髌骨的关节面三部分构成。腓骨不参加膝关节的组成。膝关节的活动主要是屈和伸，有微量的旋转运动。膝关节上下杠杆长，周围肌肉少，是运动外伤中最易损伤的关节。

（一）构成膝关节的骨

构成膝关节的骨包括股骨下端、胫骨上端和髌骨（图 3 - 98）。股骨下端膨大形成内侧髁和外侧髁，其后方被髁间窝分开，前面彼此相连形成髌面，与髌骨接触，两髁的下面和后面的关节面，与胫骨上端的内、外侧髁的关节面相连。胫骨内、外侧髁的上关节面之间有一向上突起的髁间隆起突向股骨的髁间窝。在两髁的前下方有一大的隆起，称为胫骨粗隆，是髌韧带的附着处。髌骨是全身最大的籽骨，呈扁平三角形，被包围在股四头肌之中，上缘宽阔肥厚称髌底，有股四头肌腱附着，内外两缘较薄，有股四头肌腱和髌内、髌外支持带附着，内外两缘向下移行为髌尖，有髌韧带附着。

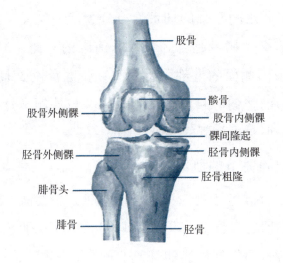

图 3-98　膝关节的骨

（二）膝关节囊

膝关节囊薄而松弛，但很坚韧，同时大部分被其周围的韧带、肌腱和肌肉增强。关节囊的纤维膜，上方起自股骨两髁关节面的周缘与髁间窝的后缘，向下止于髌骨的上面及其内外侧缘，并延伸至胫骨两髁的前缘，外侧与腘肌腱相连，内侧与胫侧副韧带愈合。

（三）膝关节的韧带

髌韧带位于关节的前部，为股四头肌腱的延续。髌韧带肥厚而坚韧，上方起自髌尖和髌关节端的下方，向下止于胫骨粗隆及胫骨前嵴的上部。其内外两缘分别移行于髌内侧支持带和髌外侧支持带，分别止于胫骨上端的内侧面和外侧面。内侧副韧带（又称胫侧副韧带）位于关节的内侧，扁宽而坚韧，上方起自股骨内上髁，向下止于胫骨内侧髁及胫骨体的内侧面，前部与髌内侧支持带愈合。外侧副韧带（又称腓侧副韧带）位于关节的外侧，为索状坚韧的纤维束，上方起自股骨外上髁，向下止于腓骨头外侧面的中部。膝交叉韧带位于关节囊内，为联结股骨与胫骨之间坚强的韧带，可分为前、后交叉韧带，它们彼此相互交叉。前交叉韧带起自胫骨髁间前区的一侧，斜向后外上方，止于股骨外侧髁内侧面的上部。后交叉韧带居前交叉韧带的后内侧，较前交叉韧带短而强韧。起自胫骨髁间后区与外侧半月板的后端，斜向内下方，止于股骨内侧髁的外侧（图3-99）。

（四）运动膝关节的肌肉

膝关节的屈肌群包括股二头肌、半膜肌、半腱肌、股薄肌、缝匠肌、腘肌、腓肠肌等（图3-99，3-100）。股二头肌长头起于坐骨结节，短头起于股骨嵴的外侧唇和外侧肌间隔，以股二头肌肌腱止于腓骨小头，主要功能是使膝关节屈曲、外旋。半膜肌起于坐骨结节，止于胫骨内侧髁，并延续为腘斜韧带附着于关节囊。半腱肌起于坐骨结节，止于胫骨粗隆内侧。股薄肌起于耻骨下支的前面，止于胫骨粗隆内侧。缝匠肌起于髂前上棘，止于胫骨粗隆内侧、胫骨前缘上端内侧和小腿筋膜。半腱肌与股薄肌、缝匠肌的止端腱相互愈着，其外形如鹅掌，在这三个肌腱的深面与胫侧副韧带之间有鹅足囊。腘肌起于股骨外上髁和膝关节囊，止于胫骨上端后面。腓肠肌外侧头起自股骨外上髁，内侧头起自股骨内上髁，由两个头起始的肌束向下，于小腿的中部移行于较厚的腱膜，此腱膜再与比目鱼肌腱膜愈着，构成一个粗大的肌腱，即跟腱，抵止于跟骨结节。半膜肌、半腱肌、股薄肌、缝匠肌、腘肌、腓肠肌的主要功能是使膝关节屈曲、内旋。

膝关节伸肌群主要为股四头肌。股四头肌有四个头，分别为股直肌、股外侧肌、股中间肌及股内侧肌。股直肌起自髂前下棘和髋臼上缘及髋关节纤维囊，股外侧肌起自股骨大转子和股骨嵴外侧唇，股中间肌起自股骨前面，股内侧肌起于股骨嵴内侧唇，四个头向下汇合成股四头肌腱，并附着于髌骨，向下包绕髌骨并延续为髌韧带，止于胫骨粗隆。股四头肌的功能是伸膝关节。

（五）半月板

分为内侧半月板与外侧半月板，均由纤维软骨构成，分别位于胫骨内侧髁与外侧髁的关节面上。内侧半月板呈"C"字形，外侧半月板近似环形，较内侧半月板小而略厚。半月板随膝关节的屈伸和小腿的旋转而做前后及内外侧的移动。半月板的主要作用是增加关节稳固性，减少关节面之间的摩擦，对关节面有缓冲和保护作用。

（六）膝关节周围的滑液囊

膝关节周围的滑液囊众多，其作用是在膝关节活动时减少肌腱与肌腱等组织之间的摩擦，以免产生损伤。当滑液囊因损伤发生无菌性炎症、粘连等病理改变时，就会失去原来的润滑作用，并且会出现疼痛、膝关节功能障碍等症状。滑液囊主要包括髌上囊和鹅足囊。髌上囊是膝部最大的黏液囊，位于髌底的上方及股四头肌腱的内面。鹅足囊大而恒定，呈卵圆形，位于胫骨粗隆的内下缘，在此处，缝匠肌、股薄肌、半腱肌的肌腱逐渐愈合形成一个鹅足状结构，其下即为鹅足囊（图3-99）。

（七）髌下脂肪垫

髌下脂肪垫呈三角形，位于髌骨下面，充填于髌韧带之后，股骨与胫骨的间隙内（图3-99）。髌下脂肪垫具有衬垫及润滑作用。当股四头肌收缩时，髌下脂肪垫内的压力随之升高，成为坚硬的实体，充填于关节面不相适合的多余空间，以限制膝关节的过度活动，并吸收震荡。

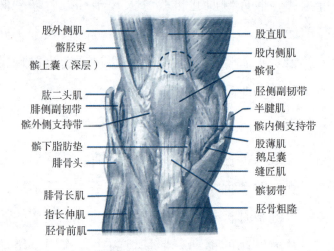

图 3-99 膝关节前面解剖结构

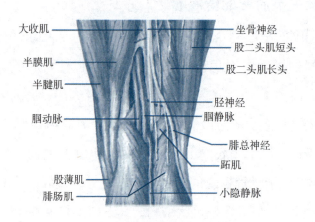

图 3-100 膝关节后面解剖结构

【治疗】

根据针刀医学关于慢性软组织损伤的病因病理学理论和骨质增生的病因病理学理论，膝骨关节炎的根本病因是关节力平衡失调，而关节周围软组织的粘连、瘢痕、挛缩等造成的软组织动态平衡失调在膝骨关节炎的关节力平衡失调中起着重要作用。"膝为筋之府"，根据中医骨伤科文献提出的"骨正筋柔""筋骨并重"等概念，膝骨关节炎的治疗以筋骨兼治为基本原则。经筋是人体软组织形态和功能的高度概括，主要包含肌肉、肌腱、筋膜、韧带、关节囊、滑膜等内容。肌肉收缩产生的力沿着经筋分布路线传导，力通过筋作用于骨，经筋影响着力在关节转输中的顺畅度。急、慢性损伤性应力造成膝关节周围软组织损伤（经筋损伤），引起劳损点粘连，进而引发软骨退变、关节囊肥厚、骨赘增生等病变，因"伤筋而损骨"，并形成二者之间的恶性循环，破坏了膝关节的力学平衡，也就是改变了经筋"束骨而利关节"的作用，使膝关节出现力学平衡失调，进而造成关节软骨的形态功能发生退变，最终导致膝骨关节炎的发生。因此，膝部经筋的力学因素在膝骨关节炎的发病中起着非常重要的作用。针刀针对膝关节周围病变软组织进行有针对性的治疗，通过矫正"伤筋"以"正骨"，有效地恢复膝关节的力学平衡，达到治疗目的。

针刀疗法对早、中、晚期膝骨关节炎患者均适用，尤其适用于早、中期患者，可明显减轻患者膝关节疼痛和改善关节功能。对于晚期患者，应建议西医手术治疗。对于有手术禁忌证或拒绝手术治疗的晚期膝骨关节炎患者，针刀治疗也可在一定程度上减轻疼痛，改善关节功能，提高患者生存质量。

（一）针刀治疗

患者采用仰卧位或俯卧位，一般膝关节前、内、外侧治疗取仰卧位，膝下垫软枕，膝关节后侧治疗取俯卧位，踝关节处垫软枕。根据患者临床症状，主要在内外侧副韧带附着部、股四头肌抵止点、髌上囊、髌内外侧支持带、髌下脂肪垫、髌韧带止点、鹅足囊区、腓肠肌内外侧头附着点等处进行触诊，在有压痛点的位置用记号笔标记（图3-101，

3-102），进行常规消毒、铺洞巾，医生戴无菌手套，先用0.5%的利多卡因进行局部麻醉，然后选用Ⅰ型4号针刀进行治疗。

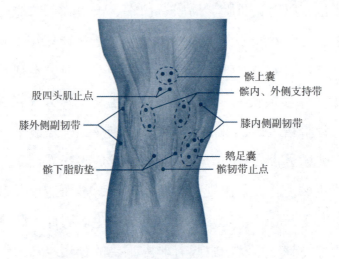

图3-101 膝骨关节炎针刀治疗位置示意图（前面）

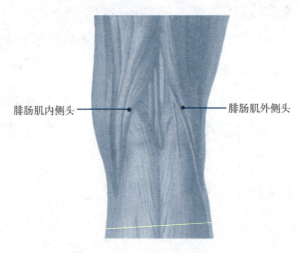

图3-102 膝骨关节炎针刀治疗位置示意图（后面）

1. 膝内、外侧副韧带起止点处的操作 医生右手持针刀，刀口线与内、外侧副韧带纵轴平行，刀体与皮面垂直加压、刺入。针刀依次通过皮肤、皮下组织，到达侧副韧带起点或止点骨面，先提插切割3～5下，并做纵行疏通和横行剥离，针刀下有松动感后退出针刀。

2. **股四头肌肌腱止点的操作** 医生右手持针刀，刀口线与股四头肌肌腱纵轴平行，刀体与髌骨上缘骨面垂直加压、刺入。针刀依次通过皮肤、皮下组织，到达髌骨上缘骨面，先提插切割3～5下，并做纵行疏通和横行剥离，针刀下有松动感后退出针刀。

3. **髌上囊处的操作** 医生右手持针刀，刀口线与下肢纵轴平行，刀体与皮面垂直加压、刺入。针刀依次通过皮肤、皮下组织、股四头肌，到达髌上囊，穿过髌上囊时可感觉到刀口下有皮革样柔韧感。提插切割3～5下，并做纵行疏通和横行剥离，针刀下有松动感后退出针刀。

4. **髌内、外侧支持带的操作** 医生右手持针刀，刀口线与髌骨周缘的切线平行，刀体与皮面垂直加压、刺入。针刀依次通过皮肤、皮下组织，到达髌骨周缘骨面，沿髌骨边缘提插切割3～5下，并做纵行疏通和横行剥离，针刀下有松动感后退出针刀。

5. **髌下脂肪垫处的操作** 医生右手持针刀，刀口线与身体纵轴平行，刀体与皮面垂直加压、刺入。针刀依次通过皮肤、皮下组织，到达髌下脂肪垫，做纵行疏通和横行剥离，或将针刀倾斜，使针刀进入髌韧带和髌下脂肪垫之间，做扇形提插切割3～5下，针刀下有松动感后退出针刀。

6. **髌韧带止点的操作** 医生右手持针刀，刀口线与髌韧带纵轴平行，刀体与胫骨粗隆上缘垂直加压、刺入。针刀依次通过皮肤、皮下组织、髌韧带，到达胫骨粗隆骨面，先提插切割3～5下，并做纵行疏通和横行剥离，针刀下有松动感后退出针刀。

7. 鹅足囊区的操作　医生右手持针刀，刀口线与下肢纵轴平行，刀体与皮面垂直加压、刺入。针刀依次通过皮肤、皮下组织、鹅足腱、鹅足囊，到达胫骨内侧骨面，先提插切割3~5下，并做纵行疏通和横行剥离，针刀下有松动感后退出针刀。

8. 腓肠肌内、外侧头的操作　医生左手用力按压腓肠肌内、外侧头附着处骨面，右手持针刀，刀口线与下肢纵轴平行，刀体与骨面垂直加压、刺入。针刀依次通过皮肤、皮下组织，到达腓肠肌内、外侧头附着处骨面，先提插切割3~5下，并做纵行疏通和横行剥离，针刀下有松动感后退出针刀。

针刀操作结束后按压针眼3分钟，确认无出血后，用无菌纱布覆盖、包扎。

本病一般间隔7天行1次针刀治疗，5次为1个疗程。对于晚期膝骨关节炎可不拘于疗程，至治愈为止。

对于有膝关节积液的患者，量多者须在严格无菌的条件下将关节积液抽出，量少者可使其自行吸收，并配合关节腔注射。针刀治疗期间，建议膝关节使用弹力绷带。

（二）手法治疗

患者仰卧，医生用手握持髌骨，分别向上、下、左、右各个方向推揉髌骨（图3-103），使髌骨活动度进一步改善。然后，医生一手握住患者踝关节上方，另一手扶住患者膝关节上方，最大限度地屈、伸膝关节（图3-104，3-105），进一步松解膝周软组织。

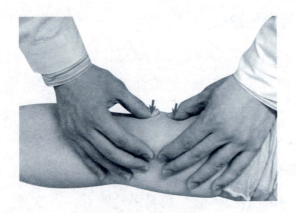

图 3 – 103　推揉髌骨

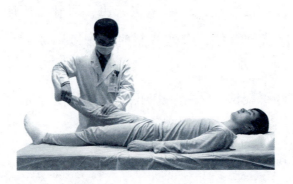

图 3 – 104　屈伸膝关节 1

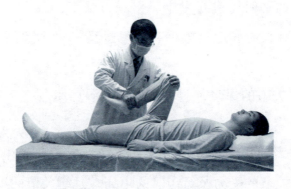

图 3 – 105　屈伸膝关节 2

(三)术后功能锻炼

患者术后 24 小时可行以下功能锻炼：

1. 股四头肌等长收缩法：采取仰卧位，双腿尽量伸直，在保持膝伸直的状态下，使股四头肌收缩，每次收缩应坚持 5 秒，20 次为一组，每天做 3~5 组。

2. 直腿抬高锻炼法：采取仰卧位，下肢肌肉收紧、绷直，抬高使之与床成 45°夹角，保持 5 秒，再慢慢地放下，20 次为一组，每天做 3~5 组。

3. 膝关节屈伸活动法：患者坐在床边，双膝置于床旁，然后尽量伸直膝关节，保持伸直位，有酸胀感时，缓慢屈曲膝关节，反复进行锻炼。

4. 屈髋屈膝蹬腿法：采用仰卧位，屈髋屈膝至最大限度，再缓慢用力伸直下肢并做蹬腿动作。

【注意事项】

1. 患者应树立正确膝关节锻炼观念，应避免加重关节损伤或加重症状的运动，如平时可进行慢走、慢跑、骑车、水中行走等运动。避免登山、快速和长时间地爬楼梯、重复进行一种力量运动、进行竞技运动。

2. 注意膝关节的保暖，避免寒凉和潮湿环境。

3. 肥胖患者应节制饮食，减少体重。

4. 建议患者使用手杖或登山杖，减轻受累关节的压力，增加稳定性，减轻下肢关节的受力及行走时的疼痛，延缓关节的退变进程。

第二十八节 髌下脂肪垫损伤

【概述】

髌下脂肪垫损伤（infrapatellar fat pad injury），又称髌下脂肪垫炎，主要是由于各种急慢性损伤导致髌下脂肪垫发生了慢性无菌性炎症，造成渗出、水肿、纤维变性，并与周围组织粘连。临床以膝前髌疼痛，膝关节屈伸障碍，下蹲及下楼时疼痛明显为特征。本病是造成膝痛的常见疾病之一，好发于长期从事膝关节下蹲劳动者，或以跳跃、膝关节旋转等活动为主的人群，多见于中老年人。针刀治疗本病效果显著。

【临床表现】

（一）症状

患者多有膝部外伤、劳损或受寒凉病史，起病缓慢，表现为髌骨下方、胫骨粗隆上方、髌韧带内下方疼痛，膝关节伸屈受限，不能伸直，伸直则痛甚，下蹲及下楼梯时疼痛更为明显。

（二）体征

髌下脂肪垫区压痛，髌下脂肪垫挤压试验阳性（患者仰卧位，医生以一手拇指、食指指端分别按住髌骨底的内外缘将髌骨推向远端，使髌骨尖向远端凸出，另一手拇指指腹朝上，指尖针对髌尖粗面及髌骨下 1/2 段边缘进行适度滑动触压，若引出疼痛则为阳性）。

（三）影像学检查

膝部 X 线检查可无明显异常，或见脂肪垫纹理增粗，或少数可见脂肪垫钙化影。排除膝关节其他疾病引起的疼痛。

【应用解剖】

髌下脂肪垫呈三角形，填充于髌骨、股骨髁下部、胫骨髁前上缘及髌韧带之间的间隙内，位于髌韧带深面和髌骨的下方及外侧面（图3-106，3-107）。髌下滑膜包绕髌下脂肪垫突入髁间窝，其两旁滑膜皱迭入关节腔，称为翼状皱襞。在髌下脂肪垫尖端两侧皱襞相合成髌下滑膜皱襞。此皱襞伸向髁间窝前部，将脂肪垫固定于股骨的滑膜系状物，称为黏膜韧带，又称为囊韧带。髌下脂肪垫表面与髌韧带的后面结合疏松，但与髌骨下缘紧密连结。髌下脂肪垫与全身其他部位脂肪组织不同，内含有丰富的血管网。髌下脂肪垫血管网外侧由膝下外侧动脉、膝上外侧动脉降支构成，内侧由膝下内侧动脉升支、膝降动脉髌上支的降支、膝降动脉关节支的髌下支构成，各支互相吻合形成网状结构，为"密集血管区"，此区域距离髌韧带后面约1cm，供应髌骨下极、髌韧带后部、髌下脂肪垫及其表面的滑膜。

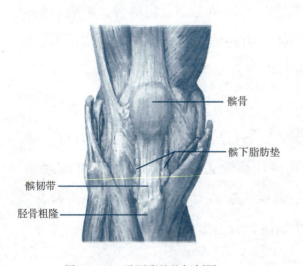

图3-106 髌下脂肪垫解剖图

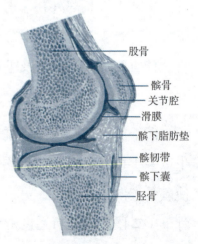

图3-107 髌下脂肪垫矢状面图

髌下脂肪垫具有衬垫及润滑作用。股四头肌收缩时,脂肪垫内的压力随之升高,成为坚硬的实体,填充于关节面不相适合的多余空间,以限制膝关节的过度活动,能防止摩擦和刺激,并吸收震荡。但是当膝关节过度活动时,髌下脂肪垫受到长期反复地摩擦、刺激,就会发生炎症、渗出、水肿、纤维变性,并与周围组织粘连,甚至发生钙化,丧失其润滑关节、吸收震荡、减少摩擦、稳定膝关节的作用,并且损伤后的瘢痕和粘连加剧了脂肪垫与髌韧带的相互摩擦,使损伤进一步加重,从而影响髌下脂肪垫的正常功能而产生相应的临床症状。

【治疗】

根据针刀医学关于慢性软组织损伤的病因病理学理论,髌下脂肪垫损伤主要是髌下脂肪垫受到长期反复地摩擦、刺激,发生炎症、渗出、水肿、纤维变性,并与周围组织粘连,从而影响髌下脂肪垫的正常功能而产生相应的临床症状。针刀治疗通过松解髌尖下缘以及髌下脂肪垫与髌韧带之间的粘连,以恢复髌下脂肪垫的正常功能,从而达到治疗目的。

(一)针刀治疗

患者采用仰卧位,膝下垫软枕。在髌尖下缘及髌韧带两侧进行触诊并寻找压痛点,用记号笔标记(图3-108),进行常规消毒、铺洞巾,医生戴无菌手套,先用0.5%的利多卡因进行局部麻醉,然后选用Ⅰ型4号针刀进行治疗。

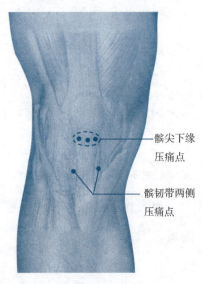

图3-108 髌下脂肪垫损伤针刀治疗位置示意图

1. **髌尖下缘压痛点的操作** 医生

左手掌根压在髌骨上方，拇指、食指扶持住髌骨，右手持针刀，刀口线与下肢纵轴平行，刀体与皮面垂直加压、刺入。针刀依次通过皮肤、皮下组织，到达髌下脂肪垫，先提插切割3~5下，然后调转刀口线90°，沿髌骨下缘骨面做扇形提插切割3~5下，针刀下有松动感后退出针刀。

2. 髌韧带两侧压痛点的操作　　医生右手持针刀，刀口线与髌韧带长轴平行，刀体与皮面垂直加压、刺入。针刀依次通过皮肤、皮下组织，到达髌下脂肪垫，做针刀倾斜，使针刀进入髌韧带和髌下脂肪垫之间，做扇形提插切割3~5下，针刀下有松动感后退出针刀。操作时注意针刀应紧贴髌韧带操作，不可进入过深，以免损伤髌下脂肪垫的血管网。

针刀操作结束后按压针眼3分钟，确认无出血后，用无菌纱布覆盖、包扎。

本病一般间隔7天行1次针刀治疗，3次为1个疗程。

（二）手法治疗

患者取仰卧位，膝关节伸直，助手由髌骨上方向下推挤，医生以双手拇指压于髌韧带两侧，向内后上方深压，进一步松解髌下脂肪垫与髌韧带、髌尖的粘连，然后被动屈伸膝关节3~5次。

（三）术后功能锻炼

患者术后24小时可行膝部功能锻炼，患者取仰卧位，做大腿屈伸锻炼。

【注意事项】

1. 嘱患者注意保暖，避免寒凉刺激。
2. 避免下蹲及下楼。

第二十九节 股外侧皮神经卡压综合征

【概述】

股外侧皮神经卡压综合征（lateral femoral cutaneous nerve compression syndrome）又称 Bemhardt – Both 综合征、股外侧皮神经炎，是指股外侧皮神经在行程中，尤其是在穿过髂腹股沟部位受到卡压而引起的以股外侧皮神经支配区的疼痛、麻木、感觉异常等为特征的一种周围神经卡压综合征，多为单侧发病，常为慢性或亚急性发病，以中年以上患者为主，男性多于女性。针刀治疗本病可直接松解神经受到的卡压，以恢复神经正常功能，从而达到治疗目的。

【临床表现】

（一）症状

患侧大腿前外侧疼痛、麻木、痛觉减退或痛觉过敏，初期疼痛为间歇性，逐渐成为持续性疼痛，且因持久站立、远距离行走、衣服摩擦、髋关节后伸等动作疼痛加剧，休息或屈髋位可缓解。

（二）体征

患侧大腿前外侧感觉较健侧减退、迟钝，股四头肌肌力正常，膝腱反射正常，患病久者可有股四头肌轻度萎缩。股外侧皮神经 Tinel 征阳性（髂前上棘内侧约 1～2cm 处股外侧皮神经穿过腹股沟处，按压出现向肢体远端的放射感为阳性）。

（三）影像学检查

腰部及髋部 X 线检查一般无异常改变，排除腰部骨折、腰椎间盘突出症、腰椎小关节紊乱综合征、腿部外伤等疾病。

【应用解剖】

股外侧皮神经是单纯感觉神经，源自腰丛，为第2、3腰神经前支的后股。股外侧皮神经在腰大肌外侧缘斜向外下方经髂肌前面，在髂前上棘内侧下方1~2cm处穿出腹股沟韧带下方，经过髂筋膜与腹股沟韧带组成长约3cm的骨-纤维管道，到达股外侧面皮肤，其向下可达膝关节附近，见图3-109。该神经在髂前上棘下穿过腹股沟韧带的骨-纤维管道时，几乎由水平位骤然转变成垂直位下降进入大腿前外侧，且股外侧皮神经在穿腹股沟韧带的骨-纤维性管道时，该段神经相对固定，活动度小。在股部，股外侧皮神经的形态可有变异，可分为主干型和无主干型两类，主干型以一粗大主干跨越腹股沟韧带至股部，再分为前、后两支或前支、中间支、后支。无主干型在股部直接以前、后支或前、中、后支形式出现。

股外侧皮神经卡压综合征的发病机理与股外侧皮神经特殊的解剖学特点密不可分。由于股外侧皮神经在髂前上棘下穿过腹股沟韧带的骨-纤维管道时，几乎由水平位骤然转变成垂直位，且该段神经相对固定，活动度小，当髋关节过伸，或体位不当，或穿戴紧身腰围或腰带、及硬物顶压髂前上棘处时，易受到牵拉、挤压、摩擦，若长期反复刺激，则容易造成局部组织充血、水肿，从而形成肌筋膜炎症、增生和瘢痕，股外侧皮神经与周围组织粘连，挤压、刺激股外侧皮

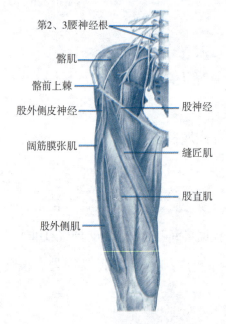

图3-109　股外侧皮神经位置图

神经引起相应的临床症状。另外，骨盆骨折、外科手术、妊娠、盆腔肿瘤等也可引起股外侧皮神经卡压综合征。

【治疗】

根据针刀医学关于慢性软组织损伤的病因病理学理论，股外侧皮神经卡压综合征是指股外侧皮神经在穿过腹股沟韧带的骨－纤维性管道时受到长期反复刺激，形成肌筋膜炎症、增生和瘢痕，以及股外侧皮神经与周围组织粘连，挤压、刺激股外侧皮神经而引起相应的临床症状。针刀治疗通过松解股外侧皮神经周围软组织的粘连、增生和瘢痕，消除软组织的异常应力，解除对神经的刺激和压迫，以恢复神经的正常功能，从而达到治疗目的。

（一）针刀治疗

患者采用仰卧位，充分暴露患侧腹股沟区，在髂前上棘内侧下方1~2cm处进行触诊，寻找Tinel征阳性点，用记号笔标记（图3－110），进行常规消毒、铺洞巾，医生戴无菌手套，先用0.5%的利多卡因进行局部麻醉，选用Ⅰ型4号针刀进行治疗。医生右手持针刀，刀口线与下肢纵轴平行，刀体与皮面垂直加压、刺入。针刀依次通过皮肤、皮下组织、深筋膜、腹股沟韧带，到达髂嵴骨面，先提插切割3~5下，并做纵行疏通和横行剥离，针刀下有松动感后退出针刀。操作时注意询问患者是否有窜麻感或放电感，如果有，

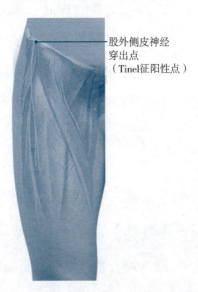

图3－110 股外侧皮神经卡压综合征针刀治疗位置示意图

应调整刀口线位置，避免损伤神经。

针刀操作结束后按压针眼 3 分钟，确认无出血后，用无菌纱布覆盖、包扎。

本病一般间隔 7 天行 1 次针刀治疗，3 次为 1 个疗程。

（二）手法治疗

患者取仰卧位，医生用拇指指腹垂直于腹股沟韧带弹拨 3～5 次，力度沉稳适中，不宜过大，以免损伤腹股沟韧带。

（三）术后功能锻炼

患者术后 24 小时可行髋部功能锻炼，主要做髋关节的前屈、后伸锻炼。

【注意事项】

1. 嘱患者注意保暖，避免寒凉刺激。
2. 避免长期反复的髋关节过度后伸。
3. 避免穿戴紧身腰围或腰带及硬物顶压。
4. 可配合理疗，以促进软组织修复和神经功能恢复。

第三十节 踝管综合征

【概述】

踝管综合征（tarsal tunnel syndrome）又称为"跗管综合征""跖管综合征"，是至胫后神经在穿过内踝后下方的踝管时受到挤压而引起一组以踝关节内下方及足底麻木、疼痛等为主要临床表现的症候群。本病西医主要采用手术治疗，但创伤大，患者较为痛苦，并且常遗留疼痛、麻木和功能障碍等问题。临床运用针刀治疗本病创伤小、恢复快，临床效果显著。

【临床表现】

(一) 症状

踝关节内侧和足底麻木、发冷、刺痛，烧灼感、感觉障碍等，直立及行走时加重。踝关节外翻时症状加重，疼痛有时放散至小腿内侧，严重时可出现足趾无力和足弓塌陷。

(二) 体征

内踝后下方肿胀、压痛，或出现足底部、足趾感觉障碍以及足固有肌萎缩、肌力降低。踝管处胫神经 Tinel 征阳性（按压或叩击内踝后下方，引起足底麻木感、触电感或刺痛感即为阳性）。

(三) 影像学检查

踝部 X 线片一般无异常改变。排除踝部肿瘤、骨折等其他原因引起的胫后神经卡压。

(四) 电生理学检查

肌电图检查提示胫后神经损伤。

【应用解剖】

踝管位于足内侧，内踝的后下方，是由内踝、距骨后内侧面、跟骨内侧壁以及屈肌支持带所共同围成的骨-纤维管道（图3-111）。踝管内有胫后神经、胫后动静脉，胫骨后肌腱、拇长屈肌腱、趾长屈肌腱。屈肌支持带是小腿深筋膜在内踝后下方的增厚部，从内踝下部扩展成扇状，起止于内踝与跟骨结节之间，其内被三个纤维隔分为4个小的骨-纤维管，由前向后依次为胫骨后肌腱及腱鞘、趾长屈肌腱及腱鞘、胫后动静脉及胫后神经、拇长屈肌腱及腱鞘。胫后神经位于胫后动脉后方,在内踝尖下分为足底内侧神经和足底外侧神经,分支部位在屈肌支持带的下缘或较远侧,经过拇展肌近侧缘的纤维性开口进入足底,支配足底皮肤感觉及内在肌。

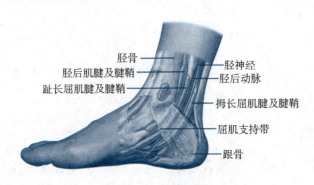

图3-111 踝管解剖图

与腕管综合征的发病类似,任何使踝管狭小或内容物胀大的因素,均可压迫正中神经,发生踝管综合征。在临床上,引起踝管综合征的最常见原因是各种急慢性损伤导致的屈肌支持带增厚以及胫后神经与周围组织的粘连。其他如踝部骨折、腱鞘囊肿、脂肪瘤、类风湿性腱滑膜炎、肌腱炎以及解剖结构变异等均可引起踝管综合征。

【治疗】

根据针刀医学关于慢性软组织损伤的病因病理学理论,踝管综合征主要是由于各种急慢性损伤导致的屈肌支持带增厚挤压胫后神经,或胫后神经与周围组织的粘连,牵拉刺激胫后神经而导致踝部动态平衡失调,引起一系列的症状。针刀治疗通过松解屈肌支持带以及胫后神经与周围软组织的粘连,扩大踝管的骨纤维管道容积,并松解胫后神经与周围软组织的粘连,解除对神经的压迫和刺激,以恢复踝部的动态平衡,从而达到治疗目的。

(一) 针刀治疗

患者采用侧卧位，患侧肢体在下并伸直，腱侧肢体在上并屈曲。在屈肌支持带两端及内踝后下方胫后神经走行路径上触压寻找压痛点，并以记号笔标记（图3-112），进行常规消毒、铺洞巾，医生戴无菌手套，先用0.5%的利多卡因进行局部麻醉，然后选用I型4号针刀进行治疗。

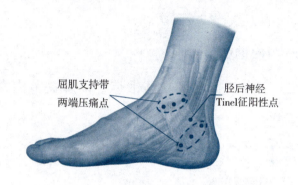

图3-112 踝管综合征针刀治疗位置示意图

1. **屈肌支持带两端压痛点的操作** 医生以左手拇指用力压在治疗点上，右手持针刀，刀口线与胫后神经（动脉）走行平行，刀体与皮面垂直加压、刺入。针刀依次通过皮肤、皮下组织、屈肌支持带，到达内踝或跟骨骨面，行点状扇形提插切割3~5下，并做纵行疏通，针刀下有松动感后退出针刀。因此处有胫后动脉和胫后神经通过，操作时宜轻柔缓和，不可用猛力提插切割，以免损伤动脉和神经。

2. **胫后神经Tinel征阳性点的操作** 医生左手拇指按在施术点上，右手持针刀，刀口线与胫后神经（动脉）走行平行，刀体与皮面垂直加压、刺入。针刀依次通过皮肤、皮下组织、屈肌支持带，到达胫后神经附近，先轻轻提插切割3~5下，然后左右摆动针刀，有麻胀感或放电感后退出针刀。操作时动作宜缓慢轻柔，避免损伤胫后神经及胫后动脉。

针刀操作结束后按压针眼 3 分钟，确认无出血后，用无菌纱布覆盖、包扎。

本病一般间隔 7 天行 1 次针刀治疗，3 次为 1 个疗程。

（二）手法治疗

患者取侧卧位，医生用拇指指腹沿胫后神经走行方向用力推揉 3~5 下，然后用力外翻踝关节 2~3 次。

（三）术后功能锻炼

患者术后 24 小时可行踝部功能锻炼，以踝关节内翻、外翻、跖屈、背伸锻炼为主。

【注意事项】

1. 嘱患者注意保暖，避免寒凉刺激。
2. 避免跳跃、长跑等运动。
3. 肥胖者应注意减肥，减少踝部负担。

第三十一节　慢性跟腱炎

【概述】

慢性跟腱炎（chronic achilles tendinitis）是指因各种慢性损伤或急性损伤后未及时有效治疗导致跟腱及其周围筋膜的炎症、肿胀、疼痛，且症状持续时间大于 6 周者。慢性跟腱炎是导致足跟部疼痛最常见的原因之一，好发于跑跳运动者，尤其是篮球、排球和田径等跳跃性项目的运动员。慢性跟腱炎病程进展缓慢，早期症状不十分明显，休息后可缓解，常被忽视而延误了治疗。目前对慢性跟腱炎的治疗方法有适当休息、支具保护、手术等，但各有利弊，效果不理想，而针刀治疗本病具有创伤小、恢复快的特点，临床治疗效果显著。

【临床表现】

（一）症状

跟腱局部肿胀、疼痛，做跑跳、深蹲等动作导致跟腱紧张时，疼痛加重，严重者走路时也会疼痛。

（二）体征

跟腱周围肿胀、增厚、压痛，主动背伸或跖屈时疼痛加重。

（三）影像学检查

跟骨X线可显示跟骨后上角凸起，局部软组织肿胀，或出现跟腱钙化。排除类风湿关节炎、痛风、骨折等其他病变。

【应用解剖】

跟腱位于踝关节后方，是人体最粗大、最坚强的肌腱，由小腿三头肌（比目鱼肌和腓肠肌）肌腱在小腿中部融合所形成，肌腱由上向下逐渐增厚变窄，下端止于跟骨结节后面（图3-113）。成人的跟腱长约15cm。人的行走、跑跳、攀登等运动都需要跟腱的参与。

慢性跟腱炎的发生主要与跟腱过度使用或过度承受载荷有关，如过度运动，或反复蹬踏、跳跃等。还与跟腱的解剖结构有关，在行走中，跟骨的内外翻造成跟腱的横向摆动，使跟腱与跟骨上角发生摩擦，同时跟腱血液供应

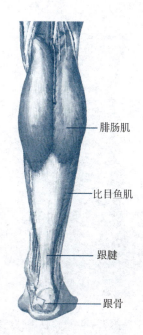

图3-113 跟腱解剖图

相对差，使其在过度负荷下容易发生变性且不宜恢复。此外，衰老导致的胶原质量改变和血运减少可能与跟腱炎的发病有关。

【治疗】

根据针刀医学关于慢性软组织损伤的病因病理学理论，慢性跟腱炎主要是由跟腱的过度使用或过度承受载荷导致跟腱末端区产生炎症、增生而出现相应的临床症状。针刀可直接作用于跟腱末端病变处，松解粘连、改善局部循环、促进炎症消退和组织的修复，从而达到治疗目的。

（一）针刀治疗

患者采用俯卧位，于跟骨后缘跟腱的末端进行触诊，在有压痛点的位置用记号笔标记（图3-114），进行常规消毒、铺洞巾，医生戴无菌手套，先用0.5%的利多卡因进行局部麻醉，然后选用Ⅰ型4号针刀进行治疗。医生右手持针刀，刀口线与跟腱纵轴平行，刀体与皮面垂直加压、刺入。针刀依次通过皮肤、皮下组织、跟腱，到达跟骨骨面，先提插切割3~5下，并做纵行疏通和横行剥离，针刀下有松动感后退出针刀。也可在跟腱末端上缘，跟腱与跟骨之间进行扇形通透剥离以松解跟腱内侧面的粘连。操作结束后，按压针眼3分钟，确认无出血后，用无菌纱布覆盖、包扎。

本病一般间隔7天行1次针刀治疗，3次为1个疗程。

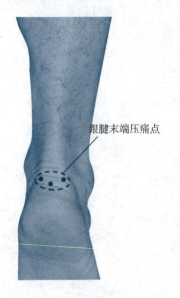

图3-114 慢性跟腱炎针刀治疗位置示意图

（二）手法治疗

患者取俯卧位，屈膝，医生一手托住患者足跟，一手握住足底中部，用力背屈2~3次，以进一步增加针刀的松解效果。

（三）术后功能锻炼

患者术后24小时可在不负重的情况下做患侧踝关节的跖屈、背伸锻炼。

【注意事项】

1. 嘱患者注意休息，避免长时间站立、行走或负重。

2. 对于体型肥胖者应配合减肥，以减轻足部负担。

3. 避免长时间行走、剧烈地跑跳、攀爬等运动，减少跟腱的负担。

4. 可配合理疗，以促进组织修复。

第三十二节　跟痛症

【概述】

跟痛症（calcanodynia）是由一系列疾病导致的足跟部疼痛综合征，以足跟部疼痛为主要临床表现，好发于中老年人，尤其是运动员及肥胖者，男性多于女性。可一侧发病或两侧同时发病，造成患者行走困难，影响正常的工作和生活。引起跟痛症的常见病因有：跟骨结节骨赘、足底跖腱膜炎、跟骨脂肪垫炎、跟骨滑膜炎、神经卡压、跟骨高压症等。目前对本病的治疗多采用局部注射、中药内服及熏洗、手术切除骨赘等，但临床疗效不佳，且易复发。针刀治疗对各种原因导致的跟痛症均有一定的疗效，但以跟骨结节骨赘型跟痛症的治疗效果最佳，本节主要以跟骨结节骨赘型跟痛症为例介绍跟痛症的针刀治疗。

【临床表现】

（一）症状

患者足跟休息痛或晨起行走时痛，行走片刻后减轻，但行走过久疼痛又加重，久站或活动量增加时渐加重，伴有酸胀麻木、下肢沉重感，部分患者可有疼痛性跛行。其病程较长，有逐渐加重趋势。

（二）体征

足底广泛压痛，以跟骨结节的内、外侧突及跖筋膜附着处为主，有时可触及骨性隆起，局部无明显肿胀。膝部撞击试验阳性，见图3-115（足跟底部抵于硬物上，从膝部向下垂直叩击，若出现足底疼痛则为阳性）。

（三）影像学检查

X线片可显示跟骨结节处不同程度的骨赘形成，部分老年患者有骨质疏松表现。排除跟骨骨折、类风湿性关节炎、跟骨骨髓炎、跟骨结核、跟骨肿瘤等疾病。

【应用解剖】

跟骨是足部最大的一块跗骨，为不规则长方形结构，跟骨后部宽大，向下移行于跟骨结节，其跖侧面有两个突起，分别为内侧突和外侧突，跟骨结

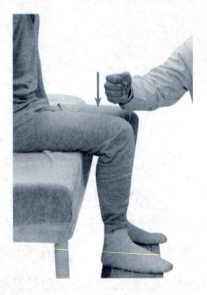

图3-115 膝部撞击试验

外侧突是小趾展肌、趾短屈肌的起点，内侧突是趾短屈肌、跖腱膜的起点，见图 3-116。跟骨内侧有血管神经束通过。

跖腱膜是足底的重要结构，跖腱膜与足弓之间的关系犹如弦和弓。人在站立、行走时跖腱膜受到强大牵拉力以维持足弓的正常结构。跖腱膜是很厚的筋膜，起于跟骨结节，纤维向前并逐渐变宽，分为五束，各束之间有横向的纤维串联，止于跖骨头下的皮肤和屈肌腱鞘。

跟骨脂肪垫位于皮肤与跟骨及跟腱间，向前至足底腱膜，其内有弹性纤维组织形成的致密间隔分隔脂肪组织，形成一个个密闭的小房，这种特殊垫结构使其可以在人行走时吸收震荡，保护足跟。

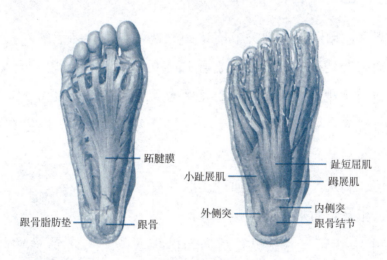

图 3-116　足底解剖结构

当长期站立、疲劳行走、负重或肥胖、运动劳损等情况致使跖腱膜、肌肉、脂肪垫、滑囊等软组织受到反复牵拉、挤压，超过其生理限度时，可导致局部组织缺血缺氧，引起组织炎症、纤维化、挛缩等，从而破坏了足底力学平衡。跖腱膜和足底肌肉的纤维化、挛缩可引起跟骨附着点处持续性的牵拉损伤，人体为加强此处的强度，就使附着点钙盐沉积钙化和骨化而形成骨赘。跟骨骨赘形成后，可对邻近的软组织造成压迫及磨损,刺激周围神经末梢导致疼痛。需要指出的是,骨赘是人体的保护性反应,有骨赘不一定发生疼痛。

【治疗】

根据针刀医学关于慢性软组织损伤的病因病理学理论,跟痛症主要是由于跖腱膜和足底肌肉的纤维化、挛缩导致的足底力学平衡失调所致。针刀治疗可通过切割剥离局部粘连的肌腱、筋膜等组织,从而缓解肌肉、筋膜挛缩,降低局部组织内压力,改善局部血液循环,促进软组织的修复,达到治疗目的。

(一)针刀治疗

患者采用俯卧位,踝关节前垫一软枕,在跟骨结节的内、外侧突及跖筋膜附着处进行触诊,在有压痛点的位置用记号笔标记(图3-117),进行常规消毒、铺洞巾,医生戴无菌手套,先用0.5%的利多卡因进行局部麻醉,然后选用Ⅰ型4号针刀进行治疗。医生右手持针刀,刀口线与足底纵轴平行,刀体与皮面垂直加压、刺入。针刀依次通过皮肤、皮下组织、跟骨脂肪垫,到达跟骨骨面,先提插切割3~5下,并做纵行疏通和横行剥离,针刀下有松动感后退出针刀。按压针眼3分钟,确认无出血后,用无菌纱布覆盖、包扎。

本病一般间隔7天行1次针刀治疗,3次为1个疗程。

(二)手法治疗

患者取俯卧位,屈膝,医生一手托住

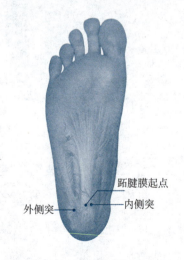

图3-117 跟痛症针刀治疗位置示意图

患者足跟，一手握住足底远端，用力背屈2~3次，然后以右手拇指在跟骨结节远端垂直于跖腱膜方向，用力弹拨3~5次，以进一步增加针刀的松解效果。

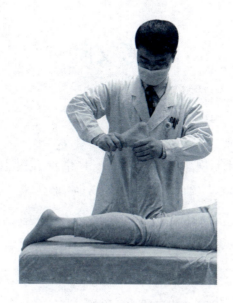

图3-118　足跟痛手法

（三）术后功能锻炼

患者术后24小时可在不负重的情况下做患侧踝关节的跖屈、背伸、旋前及旋后锻炼，以及跖趾关节的跖屈及背伸锻炼，每天5~10分钟。

【注意事项】

1. 嘱患者注意休息，避免长时间站立、行走或负重。
2. 对于体型肥胖者应配合减肥，以减轻足底负担。
3. 建议患者穿宽大、舒适的软底鞋。
4. 避免在不平的路面或石子路上行走。
5. 可配合理疗，以促进组织修复。

参考文献

1. 朱汉章. 针刀医学原理［M］. 北京：人民卫生出版社，2002.

2. 郭长青，张义. 针刀治疗骨性关节炎［M］. 北京：人民卫生出版社，2008.

3. 郭长青，张义，李石良. 实用针刀疗法［M］. 北京：化学工业出版社，2008.

4. 朱汉章，柳百智. 针刀临床诊断与治疗（第2版）［M］. 北京：人民卫生出版社，2009.

5. 郭长青，张义，王全贵，肖德华. 图说中医针刀［M］. 西安：西安交通大学出版社，2010.

6. 郭长青，叶新苗. 针刀刀法手法学［M］. 中国中医药出版社，2012.

7. 吴绪平. 针刀医学治疗学［M］. 北京：中国中医药出版社，2012.

8. 张天民. 针刀医学基础理论［M］. 北京：中国中医药出版社，2012.

9. 李石良. 针刀应用解剖与临床［M］. 北京：中国中医药出版社，2014.

10. 秦玉革.《内经》经筋的实质是神经［J］.中国针灸，2006，26（2）：147-150.

11. 吴焕淦，张仁，口锁堂，等.从经筋理论探讨针刺麻醉［J］.上海针灸杂志，2006，25（12）：40-43.

12. 刘涛，李平.经筋实质初探［J］.中国针灸，2007，27（4）：297-298.

13. 黄龙祥.中国针灸学术史大纲［M］.北京：华夏出版社，2001：38.

14. Panjabi MM. The stabilizing system of the spine. Part I. Function, dysfunction, adaptation, and enhancement［J］. J Spinal Disord, 1992, 5（4）: 383-389, 397.

15. 房敏，朱清广，洪水棕.经筋在颈椎病发病中的生物力学作用［J］.上海中医药大学学报，2009，23（5）：4-6.

16. 周世华.十二经筋与运动创伤的关系及其临床应用［J］.安徽中医临床杂志，2003，15（5）：418-419.

17. 张军.十二经筋理论探讨［J］.北京中医药大学学报，1997，20（1）：22-23.

18. 赵勇，董福慧，张宽.经筋痹痛的软组织力学变化分析与治疗思路［J］.北京中医药，2008，27（9）：705-707.

19. 张忠明.从生物力学角度谈针刺治疗软组织损伤［J］.南京中医药大学学报，1998，14（6）：364，372.

20. 管宏钟，赵宏杰.薛立功教授经筋理论及长圆针疗法概述［J］.中国针灸，2006，26（4）：297-300.

21. 董福慧.皮神经卡压综合征的病因病机［J］.中国骨伤，2003，16（2）：117-119.

22. 李义凯，穆伟华，王爱华.肌筋膜及扳机点［J］.颈腰痛杂志，2002，23（1）：80-81.

23. 喻晓春，高俊虹，付卫星. 论阿是穴与穴位特异性［J］. 针刺研究，2005，30（3）：183-186，190.

24. 王永红，段俊峰，宁俊忠，等. 颈肌与颈椎病关系浅析［J］. 颈腰痛杂志，2004，25（1）：46-47.

25. 秦立新. 论腧穴的非特异性［J］. 上海针灸杂志，2004，23（12）：34-35.